Dr. E. A. Maury · **Heilen Sie Ihre Kinder mit Homöopathie**

D1666782

Dr. E. A. Maury

Heilen Sie Ihre Kinder mit Homöopathie

2., unveränderte Auflage

Hippokrates Verlag Stuttgart

CIP-Kurztitelaufnahme der Deutschen Bibliothek

Maury, Emmerick A.:
Heilen Sie Ihre Kinder mit Homöopathie /
E. A. Maury. [Aus d. Franz. übers. von H. Dinkelaker]. –
2., unveränd. Aufl. – Stuttgart: Hippokrates Verlag, 1984
(Hippokrates-Ratgeber)
Einheitsacht.: Soignez vos enfants par l'homéopathie <dt.>
ISBN 3-7773-0706-8

Titel der Originalausgabe:
Soignez vos enfants par l'homéopathie par le Dr. E. A. Maury
© Jean-Pierre Delarge, Editions du Jour, 1975

Aus dem Französischen übersetzt von Dr. med. H. Dinkelaker,
Am Waldheim 12, 7744 Königsfeld-Erdmannsweiler

1. Auflage 1980 (Paracelsus Verlag)
2. Auflage 1984

Wichtiger Hinweis
Medizin als Wissenschaft ist ständig im Fluß. Forschung und klinische Erfahrung erweitern unsere Kenntnisse, insbesondere was Behandlung und medikamentöse Therapie anbelangt. Soweit in diesem Werk eine Dosierung oder eine Applikation erwähnt wird, darf der Leser zwar darauf vertrauen, daß Autoren, Herausgeber und Verlag größte Mühe darauf verwandt haben, daß diese Angabe genau dem Wissensstand bei Fertigstellung des Werkes entspricht. Dennoch ist jeder Benutzer aufgefordert, die Beipackzettel der verwendeten Präparate zu prüfen, um in eigener Verantwortung festzustellen, ob die dort gegebene Empfehlung für Dosierungen oder die Beachtung von Kontraindikationen gegenüber der Angabe in diesem Buch abweicht. Das gilt nicht nur bei selten verwendeten oder neu auf den Markt gebrachten Präparaten, sondern auch bei denjenigen, die vom Bundesgesundheitsamt (BGA)) in ihrer Anwendbarkeit eingeschränkt worden sind. Geschützte Warennamen (Warenzeichen) werden nicht besonders kenntlich gemacht. Aus dem Fehlen eines solchen Hinweises kann also nicht geschlossen werden, daß es sich um einen freien Warennamen handele.

Inhaltsverzeichnis

3. Das kranke Kind

IV. Haut und Hornhautgebilde

V. Fieber und fieberhafte Ausschläge

8

Vorwort zur deutschen Ausgabe

Im Rahmen der Zusammenarbeit in der EG, besonders bei dem jetzigen guten deutsch-französischen Verhältnis, ist es naheliegend, daß auch auf dem Gebiet der Homöopathie eine größere Annäherung zwischen den Ländern erzielt wird. Sowohl die deutsche, wie auch die französische homöopathische Schule, gehen ja beide direkt auf Dr. *Samuel Hahnemann,* den genialen Begründer der Homöopathie, zurück. Dr. *Hahnemann* hat ja die letzten 9 Jahre seines dramatischen, arbeitsreichen und schöpferischen Lebens in Frankreich verbracht, nachdem er vorher nur in Deutschland gewirkt hatte. Die Schulen der Länder haben sich aber getrennt nach eigenen Gesetzen weiterentwickelt, wenn sie auch dieselbe gemeinsame Grundlage besitzen.

Sicher können beide Seiten heute viel voneinander lernen. Die französische Schule hat mancherlei Besonderheiten, die für uns sehr interessant sind. Vor allem ist sie sehr geschickt auf die Praxis ausgerichtet. Das zeigt sich auch an diesem vorliegenden homöopathischen Kinderheilbuch, das zwar zunächst dafür gedacht ist, daß es der Mutter des kranken oder gestörten Kindes in die Hand gegeben wird. Sie wird oft, zusätzlich zu der angebotenen schulmedizinischen Behandlung, die bei allen anerkannten Erfolgen, vor allem in akuten Notfällen, durch ihre stark dosierten Mittel die Gefahr einer Intoxikation und Allergisierung heraufbeschwören kann, nach einer unschädlichen und doch sehr wirkungsvollen Behandlung Ausschau halten. Dies kann sie hier durchaus finden selbstverständlich im richtigen Rahmen und mit allen Vorbehalten. Der (Kinder-)Arzt darf auf keinen Fall ausgeschaltet werden.

Hinter den in der vorliegenden begrenzten Auswahl häufig auftretenden Krankheitsbildern und Störungen aus dem Alltag und den entsprechenden homöopathischen Heilmitteln steckt jedoch die große Erfahrung eines langjährig tätigen, erfolgreichen homöopathischen Arztes, der seine besonders bewährten Anzeigen (Indikationen) anbringt. Dadurch ist dieses Buch sicher auch besonders für den homöopathischen ärztlichen Anfänger sehr interessant, da er hier auf unkomplizierte Weise seine ersten Versuche mit der Homöopathie machen kann, ohne allzu viele belastende Voraussetzungen, und zwar auf dem Gebiet der Kinderheilkunde, auf dem sie besonders erfolgversprechend ist, da er hier, wie sich der Verfasser ausdrückt, noch »jungfräulichen« Boden vorfindet, also die Wirkung gewöhnlich noch rein beobachten kann. Die sonst üblichen reichlichen, medikamentösen oder sonstigen »Verschmutzungen« fehlen hier glücklicherweise noch. Die Behandlung mit den »feinen Reizen« ist aussichtsreicher und oft erfolgversprechender als beim Erwachsenen, der ja so manche Probleme auf diesem Gebiet mit sich bringt.

Aber auch für den »altgedienten« homöopathischen Arzt ist das Buch sicher interessant, da er hier neben vielem, was ihm natürlich wohlbekannt und oft auch selbstverständlich ist, immer wieder auf besondere Mittel stößt, deren Wirkung er zumindest in diesem Zusammenhang noch nicht kennt und erlebt hat. Das kann ihn zu neuen Versuchen veranlassen und wohl auch zu neuen Erfolgen führen, da es sich, wie gesagt, um eine gute Auswahl von bewährten Indikationen eines sehr erfahrenen und erfolgreichen französischen Praktikers handelt. Das könnte dann auch evtl. den Anlaß dazu geben, daß er sich noch mehr mit der eigenständigen, originellen französischen Schule befaßt und sich von ihr noch mehr Anregungen holt.

Erdmannsweiler, Februar 1980   *Dr. H. Dinkelaker*

Vorwort

Die therapeutische Wirkung eines Medikamentes, das auf dem Prinzip der Ähnlichkeit beruht, dem eigentlichen Fundament der homöopathischen Medizin, deren Prinzipien wir in gedrängter Form im 1. Teil dieses Werkes entwickeln werden, kommt in erster Linie beim jungen Menschen zu Geltung, und zwar aus verschiedenen Gründen.

Das Kind ist auf Grund seines biologischen Milieus im Verlauf seines intrauterinen Lebens noch nicht von pharmazeutischen, alkoholischen und Tabakgiften beeinflußt worden und stellt von der Befruchtung an und dem Beginn seines Wachstums im Mutterleib ein jungfräuliches Terrain dar, auf welches das *Hahnemann*sche Mittel einen absolut wohltätigen Einfluß ausüben kann.

Später, im Laufe seiner ersten Lebensjahre, muß sein kleiner, noch sehr schwacher Organismus mit mehr oder weniger Erfolg dem Angriff fremder Eiweißkörper standhalten, die ihm durch die immer zahlreicher werdenden Impfungen zugeführt werden, welche die aktuelle Gesetzgebung den Eltern oft gegen ihren ausdrücklichen Willen aufbürdet. Wir werden im therapeutischen Teil dieses Buches die homöopathischen Medikamente aufzeigen, die geeignet sind, die schädigenden und mitunter allergisierenden Auswirkungen dieser mikrobiologischen Gifte auszugleichen, besonders in potenziertem Zustand.

Man kann das junge Leben gut mit einem jungen Tier vergleichen, das noch keinerlei Einwirkung eines Giftes erfahren hat. Sicher soll hier nicht die oft sehr wichtige Rolle verschwiegen werden, die der Erbfaktor spielen kann, der durch die Eltern übertragen wurde und auf den wir später eingehen werden. Ihm kann man das Auftreten von Krankheitserscheinungen zurechnen, die von den ersten Lebensmonaten an allmählich zutage kommen und die selbst bei einem von jeder medikamentösen oder anderen Verschmutzung unberührten Organismus auf organischen Mißbildungen oder auf manchmal nicht ausgleichbaren Funktionsstörungen beruhen. Dieses für die Eltern manchmal dramatische Problem kann seine Lösung nicht in diesem Werk finden, das für alle Eltern bestimmt ist, die ein Mittel für dringende Notfälle suchen, sowie für Vorbeugung und Behandlung von Befindensstörungen oder banalen Infekten, deren therapeutische Führung sich mehr oder weniger einer ärztlichen Betreuung entzieht.

Aber, um auf den oben angeführten Vergleich zwischen dem Kind und dem jungen Tier zurückzukommen, unsere mehr als 40-jährige Erfahrung (obwohl wir nicht Veterinäre sind) hat uns zu dem Schluß geführt, daß die *Hahnemann*sche Verordnung oft eine spektakuläre Wirkung auf unsere auf niedriger Stufe stehenden Brüder, Hunde oder Katzen, hat, ja selbst auf Tiere von imponierender Größe. Wir könnten davon mehrere Beispiele bringen.

Was uns an diesem Vorhaben festhalten läßt, ist die Tatsache, daß der Praktiker sich in dem einen wie in dem anderen Fall noch auf unberührtem Gebiet befindet, auf dem ein kleines, homöopathisches Streukügelchen eine Aktion auslöst, die man als frei von jeder Suggestion ansehen kann. Denn wie oft hat man uns schon eingetrichtert, daß allemal, wenn die Homöopathie in kurativem Sinn wirke, vorher der Glaube an ihre Wirksamkeit da sein müsse. Unsere 43 Jahre täglicher Praxis erlauben uns, diese Meinung auf Grund der Erfolge zu entkräften, die bei jugendlichen Patienten festgestellt werden konnten.

Um noch einmal auf die Frage zurückzukommen, welchen Einfluß die Vererbung auf einen noch jungen und von toxischen Belastungen unberührten Organismus, wovon oben die Rede war, ausübt, müßte man über die biologische Bilanz des jungen Wesens Buch führen, über Anfälligkeiten für von den direkten oder ferneren Vorfahren überkommene Erbanlagen, beispielsweise für arthritische und rheumatische Erkrankungen oder über krankhafte Einprägungen sowie pathologische Durchdringung (Imprägnation) durch verschiedene Mikrobenkeime.

Diese durch die Eltern übertragenen Krankheitsfaktoren geben dem Kind bestimmte Reaktionstendenzen mit, die zwei Elemente beeinflussen, denen die homöopathische Medizin in ihrer klinischen

Diagnostik und ihrer medikamentösen Verordnung Rechnung tragen muß, das sind die *Konstitution* und das *Temperament.*

In seiner Untersuchung versucht der homöopathische Arzt, den Typ seines Patienten zu bestimmen, d.h. seine charakteristischen Körpermerkmale, die durch die beiden Faktoren, von denen oben die Rede ist, ausprägen. In der Tat formt die *Konstitution* eines Individuums selbst das Knochengerüst und die Beziehungen zwischen seinen verschiedenen Teilen, die im Verlaufe des Lebens unverändert bleiben. Hingegen ist das *Temperament* ein physiologischer Kraftzustand, der aber je nach Fall modifiziert oder durch die besonderen Möglichkeiten jedes einzelnen nach seinem physischen und psychischen Plan geformt wird. Um den Ausdruck von *Leon Vannier,* der unser homöopathischer Lehrmeister war, aufzugreifen, wird man sagen, die *Konstitution* sei das »was ist«, und das Temperament das,»was wird«.

In einem vorwiegend auf die Praxis ausgerichteten Werk wie dem Vorliegenden kann man nicht in aller Ausführlichkeit entwickeln, was alles notwendig ist, um die Realität dieser beiden Elemente und ihre verschiedenen klinischen Auswirkungen zu erkennen. Um nur ein Beispiel zu geben, das die Begründung dafür erkennen läßt, wodurch ein homöopathisches Mittel streng individualisiert und in seiner Verschreibung der besonderen Konstitution und dem eigenen Temperament des Patienten angepaßt wird, beschreiben wir die Behandlung einer relativ banalen Erkrankung, mehr oder weniger in ihren Anfängen, nämlich der *Grippe.*

Wenn der Leser den therapeutischen Teil dieses Buches studiert, wird er bemerken, daß in der Behandlung der ersten krankhaften Symptome dieser Erkrankung je nach dem klinischen Ausdruck des akuten Stadiums zwei verschiedene Mittel erscheinen, unter anderem um gegen die erhöhte Körpertemperatur anzugehen: Im einen Fall wählt man *Aconit,* im anderen Fall ist *Belladonna* angezeigt.

Warum? In der klassischen Medizin ist doch üblich, immer nur Aspirin zu verschreiben: Der Grund dafür ist, daß die klinischen Symptome, die bei dem kleinen Patienten festgestellt werden (und das gilt auch noch für den Heranwachsenden) je nach seiner Konstitution und nach dem ihm eigenen Temperament Unterschiede zeigen: Bei dem einen ist das Fieber stark erhöht, die Haut bleibt trocken und heiß. Die besondere Ausprägung dieser Grippeform gibt Hinweise auf Angstzustände, alles Symptome, die uns an *Aconit* denken lassen. Bei dem anderen ist in derselben Krankheit das Fieber weniger ausgeprägt, aber von einem Zustand von Benommenheit und von einer starken Schweißbildung begleitet, alles wesentliche Zeichen in diesem Fall für die Verschreibung von *Belladonna*. Wir verlangen natürlich von der Mutter keine vertieften Kenntnisse über die Konstitution und das Temperament ihres Nachkömmlings. Der homöopathische Arzt, der dann zugezogen wird, könnte das am Patienten abklären und in seine weiteren Verordnungen einbeziehen. Wir wollen jedoch hier einfach an einem Beispiel erklären, daß der Arzt bei derselben Erkrankung nach den festgestellten Symptomen die Wahl zwischen mehreren Mitteln haben kann.

Unsere früheren Werke, »Dictionnaire familial d'homéopathie« und »Homéopathie pratique en trente remèdes«, sind hauptsächlich für die üblichen Krankheiten beim Heranwachsenden bestimmt. Dieses Buch haben wir ausschließlich für den Gebrauch beim Kind abgefaßt – gerechnet vom Augenblick seiner Empfängnis in seinem intrauterinen Dasein vor und schließlich nach der Geburt bis zum Eintritt der Pubertät.

Für die kleinen Weh-Wehchen, die leichten Verstimmungen, die nicht besonders schweren, laufenden Erkrankungen wird die Mutter auf den folgenden Seiten das oder die Mittel finden, die zu dem Fall passen und besonders, um das noch einmal hervorzuheben, zu dem Charakter der vorliegenden Symptome. Wir werden andererseits im 1. Teil dieses Werks das Wichtigste ins Gedächtnis zurückrufen, was man von der homöopathischen Medizin wissen muß, wie leicht sie anzuwenden ist und welche Vorteile sie bringt.

Schließlich, um auch soweit wie möglich vollständig zu sein, in dem gedrängten Überblick der anfallenden Affektionen, die das Kind zu erwarten hat, schien es uns nützlich zu sein, ein spezielles Kapitel den funktionellen Störungen zu widmen, die dem jungen Menschen im Laufe seiner Schulzeit begegnen können. Sie stellen oft ein schwieriges Hindernis dar, das der Schüler überwinden muß, ganz abgesehen von der wohl verständlichen Unruhe der Eltern wegen des möglichen Schadens für ihre Sprößlinge. Hier kann schließlich die homöopatische Behandlung, die wir empfehlen, je nach Fall als ärztlicher oder psychologischer Rat, eine glückliche Lösung für diese Probleme herbeiführen.

Wir beenden dieses Vorwort mit dem Wunsch, daß der kleine Patient, der auf diese Weise behandelt wird, rasch seine Gesundheit wiederfinden möge, ohne in seinem Dasein durch ein mißbräuchlich angewandtes Pharmakon geschädigt zu werden, wobei heute vielfach die Tendenz besteht, daß man des Guten zuviel tut.

E. A. Maury

Vorwort zur 2. Auflage

Die Homöopathie findet in steigendem Maße bei Patienten, aber auch bei Ärzten und Apothekern Beachtung und Interesse; immer häufiger werden in geeigneten Fällen homöopathische Arzneimittel zur Behandlung eingesetzt. Eine solche Entwicklung läßt sich nicht weiterhin mit dem negativistischen Schlagwort von der »Alternativbewegung« abtun. Vielmehr beruht die zunehmende Verbreitung der Homöopathie auf der Erkenntnis und gerade der Wiedererkenntnis, daß eine Vielzahl von Erkrankungen mit dieser Heilweise schnell, gefahrlos und billig zu behandeln ist. Dabei kann gerade der verantwortungsbewußte Patient im Vorfeld der ärztlichen Betreuung nach den im vorliegenden Ratgeber genannten Richtlinien homöopathische Arzneimittel einsetzen, wobei der Schwerpunkt entsprechend dem Thema in der Kinderheilkunde liegt, die im übrigen ein besonders geeignetes Behandlungsgebiet der Homöopathie darstellt.

Unter derartigen Gesichtspunkten ist auch der kurzfristig heraus-
gebrachten zweiten Auflage eine weite Verbreitung zu wünschen;
auch und gerade im Sinne des erst vor kurzem verstorbenen Übersetzers dieses Ratgebers, Herrn *Dr. H. Dinkelaker,* der sich stets für die
sachliche Darstellung der Homöopathie, insbesondere unter populär-
medizinischen Aspekten eingesetzt hat.

Stuttgart, Mai 1984   *Dr. med. Markus Wiesenauer*

1. Homöopathische Begriffe

Einführung

Der Mißbrauch der synthetischen Mittel, der immer mehr zunimmt, gehört zu dem derzeitigen Lebensstil, der auf einem Inflationsprinzip beruht, das nicht nur durch seinen ökonomischen Faktor interessiert. Wie der Frosch in der Fabel, der dem Ochsen ähnlich werden wollte, ist alles heute aufgebläht, und, um bei der Medizin zu bleiben, der einzigen Disziplin, für die wir mit einer gewissen Autorität sprechen können, braucht man nur die Anzahl der Medikamente anzusehen, die auf einer einzigen allopathischen Verordnung verschrieben werden. Andererseits muß man, um genau zu sein, sagen, daß der Kranke seine Medizin auf ihren Wert nach dem Betrag abschätzt, den er dem Apotheker zu bezahlen hat und sollte es sich nur um einen einfachen Schnupfen handeln.

Man wird mit Berechtigung einwenden, daß das für einen Patienten ausgegebene Geld, großzügig durch die soziale Krankenversicherung zurückerstattet werde, so daß sich für den Beteiligten praktisch kein finanzielles Problem zeigt. Jedoch – und das vergrößert den Wirrwarr noch – findet sich heute mehr als die Hälfte der verschriebenen Mittel schließlich in der Altmedikamentenschachtel wieder, ein klarer Beweis, daß der Patient in Wirklichkeit nur die Hälfte der Medikamente braucht, um mit seinen Krankheitserscheinungen fertig zu werden.

Der homöopathische Arzt hingegen ist bescheidener in seinen Verordnungen. Das kann der Grund sein für die Tatsache, daß seine Behandlungsmethode noch so wenig bekannt ist und so verschieden beurteilt wird. Seine Verordnung ist nicht teuer. Daher müssen also die Mittel, die er verschreibt, in den Augen der Laien nur einen Wert haben, der dem geringen Betrag entspricht, den der Patient dafür entrichtet.

Wir haben diese ökonomische Seite des therapeutischen Eingriffs hervorgehoben, denn, wie oben erwähnt, ist ein Mittel, das sehr viel kostet, in der Vorstellung sehr vieler Menschen auch ein Mittel, das wirkt. Schön präsentiert, verführerisch in Aufmachung und Farbe, begleitet von ausführlicher und überzeugender Beschreibung, in psychologisch geschickter Verpackung hat das Mittel also auch aus andersartigen Gründen eine günstige Wirkung und trägt so schon halb zur Genesung bei.

Im Gegensatz dazu bestehen unsere armseligen, kleinen Kügelchen in ihrem Aussehen kaum den Vergleich mit ihren große Brüdern der klassischen Medizin! Und gleichwohl – sie sind wirksam, und wir werden im Verlauf der folgenden Kapitel die Gründe entwickeln, durch die man Vertrauen zu ihnen fassen kann. Besonders bei der schwangeren Frau, ihrem Fetus und beim Kind zieht eine gelegentliche oder regelmäßige Einnahme weder eine Vergiftung noch eine Gewöhnung nach sich, wie man sie bei den synthetischen Produkten immer befürchten muß.

Und wären es nur diese beiden Faktoren, so ist es auf alle Fälle interessant, sich damit zu befassen.

I. Was ist Homöopathie?

Eine sehr große Anzahl von Werken ist der homöopathischen Medizin seit ihrem Bestehen schon gewidmet worden. Indessen wird diese Heilmethode trotz der vorliegenden Literatur immer noch schlecht verstanden, nicht in ihrer praktischen Anwendung, sondern vielmehr in ihrer Terminologie, allein schon in ihrer Definition.

Man hat den Geist der *Hahnemann*schen Methode bildlich ausdrücken wollen, indem man sich lediglich ganz einfach auf die griechische Etymologie des Terminus stützte, die bedeutet: ein Übel durch ein Übel behandeln. Ebensogut könnte man jedoch auch sagen, wenn man sich auf diesen Sophismus berufen will, daß die Behandlung eines Schnupfens, den man sich im Winter durch Kälteeinwirkung zugezogen hat, darin bestünde, sich ein zweites Mal dem Temperaturstreß auszusetzen, um eine Heilung zu erreichen. Diese Interpretation, die man besonders von den Leuten bekommt, die

unsere therapeutische Methode lächerlich machen wollen, kann nur als kindisch bezeichnet werden.
Besinnen wir uns lieber auf die Wahrheit!

Definition

Die Homöopathie ist eine Methode der Therapie (und wir bestehen auf dieser Bezeichnung), die darin besteht, einem Kranken in sehr verdünnter und vorher dynamisierter Form tierische, pflanzliche oder mineralische Substanzen zu verabreichen, die in wägbaren oder toxischen Dosen dieselben Symptome hervorrufen wie die, die man im Verlauf oder bei der Behandlung der Krankheit beobachten kann, und die dann als Heilmittel dienen.

Beispiele

Einige Beispiele werden, besser als lange theoretische Erörterungen, die Technik der medikamentösen Anwendung klarmachen, die grundsätzlich auf objektiven Anzeichen oder den Empfindungen oder subjektiven Eindrücken des Patienten beruht.

Jedermann kennt, soweit er es an sich selbst erlebt hat, die abführenden Eigenschaften des Calomel. Man sagt, daß dieses Salz, in der Dosis von 1 g verabreicht, einen Durchfall hervorruft, der mehrere Stunden anhält. Die letzten Stühle, die durch den Patienten entleert werden, enthalten nur noch Schleimpartikel, deren Ausscheidung sehr schmerzhaft ist. Der Kranke hat den Eindruck, daß er niemals mit seiner Darmentleerung fertig würde. Als Konsequenz und der Ähnlichkeitsregel folgend, wird der hömöopathische Arzt, wenn er einen Kranken mit Durchfall vor sich hat, dessen Krankheitsmanifestation dieselben sind wie sie durch massive Absorption von Calomel (wie in dem Beispiel der Calomeldysenterie beschrieben) hervorgerufen werden, dasselbe Medikament verschreiben, aber in unendlicher Verdünnung und unter seinem lateinischen Namen *Mercurius dulcis,* um eine Heilung der Darmentzündung zu erreichen.

Ein zweites Beispiel: Bekanntlich verursacht die Ipecacuanha-Wurzel in ihrer klassischen Dosierung Erbrechen. Die Versuchsperson, die davon eingenommen hat, empfindet Übelkeit und Unwohlsein und erbricht, obwohl ihre Zunge dabei rein bleibt – ein Charakteristikum, das eine der Modalitäten des homöopathischen Mittels *Ipecacuanha* darstellt. Folglich wird der homöopathische Arzt einem Kranken, der unter Übelkeit und Erbrechen leidet, dessen Zunge aber trotz dieser Übelkeit rein bleibt, Ipecacuanha in unendlicher Verdünnung verschreiben. Danach werden sich die festgestellten Symptome rasch beruhigen.

Als letztes Beispiel: Bohnenkaffee ruft, zu reichlich genossen, bei den meisten Menschen Erregung, einen bestimmten Zustand von nervöser Schwäche, eine nervöse Hypersensibilität, eine Übersteigerung der geistigen Aktivität und schließlich Schlaflosigkeit hervor. Folglich wird man, wenn diese Reaktionserscheinungen vorliegen (auch wenn der Patient keinen Kaffee getrunken hat), gut daran tun, eine Verdünnung von Kaffee (Coffea) einzunehmen, die alles wieder in Ordnung bringen wird.

Die drei oben zitierten Beispiele lassen den Wert der drei *Säulen* verstehen, auf dem das ganze homöopathische Gebäude ruht, nämlich: Die *Ähnlichkeit,* die *Individualisation* des Mittels und schließlich die *Mikrodosis.*

Hier findet sich, wie im großen Gebäude des Kosmos, das in vollkommenem Gleichgewicht ist und sich andererseits im menschlichen Gleichgewicht widerspiegelt, die Dreifaltigkeit wieder, allgegenwärtig in der Mitte aller Ausdrucksformen und Erscheinungen.

II. Die drei Säulen der Homöopathie

Unsere Absicht ist, in diesem Kapitel verständlich zu machen, was man über jedes der drei Elemente wissen muß, die die eigentliche Grundlage des therapeutischen Systems *Hahnemanns* bilden.

Die Ähnlichkeit

Die Homöopathie ruht mit dem einen ihrer Grundpfeiler auf der praktischen Anwendung des Ähnlichkeitssatzes, der schon von *Hippokrates* ca. 300 Jahre vor unserer Zeitrechnung formuliert wurde, und zwar in folgenden Sätzen: ».. . Die Krankheit wird hervorgerufen durch das Ähnliche, und durch das Ähnliche, das man den Patienten einnehmen läßt, kommt derselbe wieder von der Krankheit zur Gesundheit . . .«, und ein wenig später ».. . Das Fieber wird unterdrückt durch das, was es hervorruft, und wird durch das hervorgerufen, durch das es unterdrückt wird«.

Das Beispiel des Chinins

Der Begründer der Homöopathie, *Samuel Hahnemann* (1755–1843), ging von diesen Gegebenheiten aus und untersuchte an sich selbst die Wirkung der Chinarinde, die er zunächst in wägbaren Dosen und regelmäßig zunehmend während eines bestimmten Zeitraumes einnahm. Er verspürte bald alle Symptome von dem in dieser Zeit so bezeichneten »Sumpffieber«, der heutigen Malaria, in Form einer Temperatursteigerung mit Schüttelfrost, begleitet von Zähneklappern, reichlich Schweiß und Gelenkschmerzen.

Die Pathogenese

Nun – dasselbe medikamentöse Prinzip hatten die Ärzte dieser Epoche schon benützt, um diese Kombination von Symptomen zu bekämpfen, also eine Bestätigung des oben zitierten hippokratischen Lehrsatzes. Allein indem er Schritt für Schritt die verwandte Chinindosis zurückschraubte und sich dann ein therapeutisches Ziel setzte, konnte *Hahnemann* an sich selbst zunächst eine Beruhigung und dann das Verschwinden der Symptome feststellen, die er zuvor künstlich durch die eingenommenen starken Dosen hervorgerufen hatte. Diese Feststellung regte in der Folge den jungen Arzt dazu an, dieselbe Versuchsanordnung auf eine bestimmte Anzahl pflanzlicher, später auch mineralischer und schließlich tierischer Substanzen auszudehnen.

So hat die Homöopathie dank dieser Art von Versuchen, die am Menschen selbst und nicht am Tier durchgeführt wurden und die Bezeichnung *Pathogenese* (Krankheitsentstehung) erhalten hat, durch entsprechende Untersuchungen am Individuum sich einen Schatz von pharmakodynamischen Beobachtungen geschaffen, die in der Folge ihre klinische Anwendung gefunden haben.

Ähnlichkeit und Impfung

Findet dieses Prinzip der Ähnlichkeit nicht auch in der Impfung seine Bestätigung? Man sagt, daß die Kuhpockenimpfung des Menschen gegen die Pocken immunisiert. Die Arbeiten von *Louis Pasteur,* der Chemiker und Biologe war, haben einen Wendepunkt in der Geschichte der Medizin markiert, denn dieser Gelehrte hat, vielleicht ohne es zu wissen, in Anwendung des gleichen Gesetzes der Ähnlichkeit die Impfung und die Seren, die Eigenseren und die Eigenbluttherapie in die moderne Therapie eingeführt. Denn der Tollwut vorzubeugen oder sie mit Hilfe des Virus zu heilen, ist ein schlagender Beweis der »Heilung des Übels durch das Übel«. Ist *Pasteur* nicht ein Homöopath gewesen, ohne es zu wissen?

Die Individualisation

Das homöopathische Mittel muß in seiner Wahl spezifisch dem kranken Individuum angepaßt werden. Damit ist ausgedrückt, daß die *Hahnemann*sche Therapie in ihrer pharamazeutischen Wirksamkeit das nicht kennt, was man ein »Mittel für alle« zu nennen pflegt.

Das ist der zweite Grundpfeiler, auf dem die Methode ruht.

Die Modalitäten

Die ins Auge springenden oder auch vom Kranken berichteten Symptome gehören speziell zu ihm, was er sich auch für eine Krankheit zugezogen haben mag. Der Patient reagiert auf alle Fälle auf die krankmachenden Einflüsse nach seinem eigenen Temperament oder nach seiner besonderen Konstitution, so wie wir es ja oben dargestellt haben. Aus diesem Grunde wird man ihm, jedoch erst nach einer gezielten Befragung und einer vollständigen klinischen Untersuchung, das oder die Mittel verschreiben, deren charakteristische Prüfungszeichen so genau wie möglich mit denen der Krankheitsäußerungen übereinstimmen. Das nennt man die *Modalitäten* des Mittels.

Beispiele

Um uns hier verständlich zu machen, wollen wir als Beispiel Kranke nehmen, die von akutem Rheumatismus befallen sind oder unter chronischem Rheumatismus leiden:

Der eine wird sagen, daß er die Gelenkschmerzen bei der geringsten Bewegung verspürt und daß sie dagegen in der Ruhe verschwinden. Ein anderer wird sich beim Erwachen oder nach einer mehr oder weniger langen Zeit der Unbeweglichkeit wie eingerostet fühlen und wird Erleichterung finden, sobald er geht oder Bewegungsübungen macht.

Hier sind also zwei verschiedene »Modalitäten«, die die Verschreibung von zwei verschiedenen Arzneimitteltypen verlangen, obwohl auf alle Fälle die gleiche Art von Krankheit vorliegt.

Die »Zeichen«

Hier ist der Grund dafür zu suchen, daß der homöopathische Arzt seinen Patienten so lange und so genau ausfragt und untersucht, und zwar mit dem Ziel, die größtmögliche Zahl von »Zeichen« zu sammeln, die für den Patienten krankheitstypisch sind und die, nach dem Prinzip der Ähnlichkeit, das im Verlauf des vorausgehenden Kapitels erläutert wurde, ein »ähnliches« Medikament erforderlich machen.

Wir können hier nicht alles wiederholen und zusammenfassen, was Frau *L. Wurmser* auf einem Referat beim XXVI. Kongreß der homöopathischen Medizin im Mai 1967 vorgetragen hat.

Veränderungen der »Zeichen«

Aus ärztlicher Sicht gibt man zu, daß die Homöopathie seit *Hahnmann* zahlreiche Veränderungen und wichtige Erneuerungen erfahren hat. Je mehr der Arzt sich jetzt auf seine klinische Untersuchung mit einer ganzen Serie ergänzender Laboratoriumsuntersuchungen stützt, umso mehr kontrolliert er gerne die Wirksamkeit der Mittel mit diesen Verfahren und kann dabei oft feststellen, daß in bestimmten Fällen die subjektive mit einer objektiven Besserung zusammenfällt, in anderen Fällen aber die sichtbaren Symptome wohl verschwinden, die Krankheit sich aber weiterentwickelt. Das gilt in gleicher Weise bei allopathischen Behandlungen.

Aber es kommt auch vor, daß man den umgekehrten Verlauf beobachten kann.

Es dient also einem besseren Verständnis für die therapeutische Wirkung der Mittel wie auch ihrer persönlichen Ausprägung, wenn man sich an der medizinischen Untersuchung orientiert.

Schließlich verpflichtet die Therapie durch »Identität«, um sich präziser und qualifizierter auszudrücken, mehr und mehr zur Behandlung mit »Isopathika«. Das sind Mittel, die noch reiner individualisiert sind, da sie ja aus Krankheitsprodukten des Patienten selbst hergestellt werden (Sekretionen, Exkretionen, Krankheitsprodukte usw.).

Als Schlußfolgerung kann man mit Frau *L. Wurmser* sagen, daß durch die Bedeutung, die sie den individuellen Reaktionen gibt, die Homöopathie eine Medizin für den ganzen Menschen ist. Durch den Reichtum und die Mannigfaltigkeit ihrer Materia medica er-

laubt sie einen wirkungsvollen Eingriff, um das biologische Gleichgewicht, das zeitweilig gestört war, wieder herzustellen.

Diese therapeutische Wirkung ist noch bemerkenswerter beim
jungen Menschen, dessen Bereich noch nicht durch frühere medi-
kamentöser Intoxikationen verdorben ist.

Die kleine Dosis

Man hat lange Zeit der homöopathischen Medizin vorgeworfen,
daß sie für die ganze Behandlung nur unendliche Verdünnungen der
wirksamen Substanz verwendet, und man wollte in den positiven
Resultaten (denn solche existieren tatsächlich) allein eine Suggestions-
wirkung auf den Kranken sehen. Wir haben uns schon oben zu dieser
Annahme geäußert. Indessen kann man unter dem Eindruck neuer
Entdeckungen und dank dem Fortschritt der biologischen Chemie
und der Mikrophysik wohl erkennen, daß eine unendlich verdünnte
Dosis eines Medikamentes noch bis zur neunten Centesimale (C 9)
[1]) *Hahnemanns* nachgewiesen werden kann. Um die ganze Bedeutung
dieser Zahl zu begreifen, muß man sich die Methode in Erinnerung
rufen, mit der die homöopathischen Mittel hergestellt werden, um
die immer höheren Verdünnungen zu erreichen, d.h. die darin ent-
haltenen Medikamente im Prinzip immer weniger und weniger
werden zu lassen.

Herstellung des Mittels

Wenn man als Beispiel von einer farbigen Mutterlösung einer
Substanz ausgeht mit dem Ziel, eine 1. Centesimalpotenz (C1) zu

---

[1]) Die Centesimalpotenz wird im Französischen mit dem Zeichen CH, im
Deutschen mit dem Zeichen C geschrieben. Sie ist in Frankreich üblich und
geht auf *Hahnemann* selbst zurück. In Deutschland ist sie auch erhältlich,
im allgemeinen wird aber hier die Dezimalpotenz mit dem Zeichen D verwendet. Der Schritt der Verdünnung ist dabei kleiner, nicht von 100 zu 100,
sondern von 10 zu 10. Umgerechnet entspricht eine D2 einer C1, eine D4
einer C2, eine D6 einer C3 usw. (Anmerkung des Herausgebers).

erhalten, mischt man einen einzigen Tropfen in 99 Tropfen Alkohol. Um die 2. Centesimalpotenz zu erhalten, verwendet man einen einzigen Tropfen der vorausgehenden Zubereitung (C2), die man aufs neue mit 99 Tropfen vermischt usw., bis man die 9. Centesimale (C9) erhält, von der oben kurz die Rede war. [2])

Die kleinen Kügelchen aus reinem Milchzucker sind dann mit dieser Imprägnation, die durch *Hahnemann* zu Ehren gekommen ist, in aktive Kügelchen umgewandelt. Für die Ausgangslösung und ihre Verdünnungen gebraucht man Kügelchen, von denen 20 auf 1 g gehen, und für die Dosen C7, C9 und höher nimmt man Kügelchen, von denen 350 ebenfalls 1 g wiegen.

Die Imprägnation der Kügelchen erfolgt, indem man sie einige Minuten lange in Kontakt mit der Lösung hält, wobei das Glasgefäß hin und her bewegt wird, um eine gleichmäßige Imprägnation zu erreichen. Dann läßt man sie zugedeckt, geschützt vor Staub, trocknen.

Die Kontrolle der Dosis

Die Kontrolle der Imprägnation der Kügelchen und der Körnchen wird erreicht, indem man einen Tropfen einer Farblösung auf 1 g neutraler Probemuster gießt. Man hat bei diesem Vorgehen Unterschiede im Aussehen und in der Farbintensität während des Herstellungsprozesses festgestellt. Folglich muß, damit ein Körnchen wirklich, im Hinblick auf die Imprägnation, zum Medikamententräger wird und therapeutisch wirkt, die Herstellung bestimmten Normen für Anwendungsdauer, Löslichkeit, Aufnahme, Konservierung und Größe unterliegen.

---

[2]) Bei der Herstellung der homöopathischen Mittel fehlt in der Darstellung des Verfassers ein wichtiger Schritt: Nach der allgemein gültigen Anweisung von *Hahnemann* müssen zwischen den einzelnen Verdünnungsstufen jedesmal in vorgeschriebener Weise eine bestimmte Anzahl Schüttelschläge ausgeführt werden. Dadurch wird die Arznei »potenziert«, d. h. sie wird »kräftig«, wirkungsvoll. Es handelt sich hier also nicht um einfache Verdünnungen. Den Schüttelschlägen entspricht die genaue Verreibung bei den festen Substanzen (Anmerkung des Übersetzers).

Die oben zitierte Frau *L. Wurmser* erbrachte durch ihre Erfahrung den Beweis, daß eine sehr schwache Dosis eines chemischen Produktes auch die Verordnung eines toxischen Produktes erlauben kann: Wenn man Meerschweinchen vergiftet, indem man ihnen genügend starke Dosen Arsen verabreicht, finden sich nur 37% des Stoffes spontan in den Ausscheidungsprodukten. Um nun eine Erhöhung auf 42% zu erreichen, verabreichte die Versuchsleiterin diesen Laboratoriumstieren vorher untoxische Dosen in unendlicher Verdünnung desselben Giftes, also Arsen in homöopathischer Dosierung. Zwei Punkte sind jetzt gesichert: erstens die Mikrodosis als dritte der drei Säulen insoweit, als die Wirksamkeit des *Hahnemann*schen Medikaments tatsächlich erwiesen ist. In zweiter Linie wirkt sich die Mikrodosis im selben Sinne wie die Krankheit aus, die durch die Aufnahme des Stoffes in wägbarer Dosis künstlich erzeugt worden war.

Übrigens, um ganz aktuell zu sein, wird die unendlich verdünnte Dosis in der klassischen Medizin bei der antiallergischen Behandlung benützt, wobei man im Verlauf dieser Behandlung, um den Kranken zu desensibilisieren, ihm die wirksamen Dosen injiziert, die aber nur den 50millionsten Teil des Ausgangsproduktes enthalten.

III. Die Charakteristika der homöopathischen Behandlung

Die Aktionsgeschwindigkeit

Im Gegensatz zur üblichen Meinung, die Homöopathie sei eine therapeutische Methode, deren Aktion und Wirksamkeit erst nach langer Zeit zu spüren seien und dies allein in den klinisch unklaren Fällen oder im Verlauf chronischer Krankheiten, kann man feststellen – und unsere Erfahrung hat es so manches Mal demonstriert –, daß das *Hahnemann*sche Mittel, jedenfalls vorausgesetzt, daß es nach den beobachteten Symptomen eindeutig indiziert war, eine Geschwindigkeit in der Aktion und eine Wirksamkeit kennt, die mindestens gleich, wenn nicht in vielen Fällen dem überlegen ist, was man bei den augenblicklich beliebten Medikationen erwarten kann. Man kann es direkt als ein Gesetz ansehen, wie wir es so manches Mal zuverlässig festgestellt haben, daß sich die Krankheit in ihrer akuten, brutalen und episodischen Ausprägung (z.B. Grippe) viel rascher entwickelt und also auch der Krankheitsverlauf abgekürzt wird.

Dieser chrakteristische Verlauf ist beim Kind noch ausgeprägter, das noch mehr als der Erwachsene rasch auf den medikamentösen Eingriff reagiert.

Die Universalität

Um noch einmal auf den gewichtigen Einwurf zu antworten, die Homöopathie sei eine therapeutische Methode, die nur dank einer Autosuggestion wirksam sei, muß man sich ins Gedächtnis zurückrufen, daß diese Medizin vollkommen angepaßt und auch beim ganz jungen Menschen ebenso wie beim Tier wirksam ist. Beide aber sind ganz unbeeinflußbar durch vorgefaßte Meinungen. Um nur ein Beispiel zu geben: Selbst die spontane Eröffnung eines Furunkels oder eines Abszesses unterliegt der kombinierten Wirkung von Mitteln wie *Hepar sulfuris* oder *Myristica,* Tatsachen, die leicht von jeder Person, die nur guten Willens sein muß, kontrolliert werden können.

Man kann also sagen, daß der Einwand der Suggestion den Tatsachen ebensowenig standhält wie der der Unwirksamkeit der Mittel.

Die Unschädlichkeit

Es erscheint unnötig, die Ungiftigkeit der homöopathischen Mittel zu betonen, hat doch die Schulmedizin bis in die letzten Jahre ihnen keinerlei therapeutischen Wert zuerkannt und wirft ihr sogar das völlige Fehlen aktiver Wirkstoffe schon von der Herstellung her vor.

Bei dieser Gelegenheit wollen wir nicht wieder auf das zurückkommen, was im vorausgehenden Kapitel in dem Absatz über die Mikrodosis gesagt wurde, nämlich daß das aktive Prinzip des Medikaments experimentell bis in die höchsten Verdünnungen gefunden werden kann.

Es bleibt jedoch nicht weniger wahr, daß das arzneiliche Produkt, das für das Mittel verwendet wird, in so minimaler Menge vorhanden ist, daß man, selbst wenn das Mittel über längere Zeit eingenommen wird, niemals riskiert, ein Symptom von Vergiftung oder Allergie hervorzurufen.

Man muß jedoch damit rechnen, daß ein Patient, besonders wenn er zum ersten Mal mit Homöopathie kuriert wird, unerwartete Reaktionen auf das verordnete Mittel zeigt. Es ist möglich, daß von seiten des kranken Organismus sich tatsächlich eine Phase der Reinigung oder der Ableitung ausgeschiedener Toxine als Folge der medikamentösen Einwirkung einstellt (was ja noch einmal die Wirklichkeit der therapeutischen Aktion beweist). Aber diese, nebenbei völlig harmlosen, Krisen möchten wir sogar als heilsam bezeichnen, denn ihr Auftreten ist das Zeichen einer guten Abwehrlage des Organismus, sie sind völlig natürlich und helfen dem Organismus bei der Rückkehr zur Gesundheit.

Man kann sie in einem gewissen Sinn gleichstellen mit dem, was man üblicherweise »thermale Krisen« (Badereaktion im deutschen Sprachgebrauch) zu nennen pflegt, die im Laufe einer Mineralwasser-Badekur auftreten können.

Das Fehlen einer Gewöhnung

Im Gegensatz zu Wirkungen der Mittel in der klassischen Medizin kennt die Homöopathie nicht das Phänomen der sogenannten »Gewöhnung«, das einem Zustand der pharmazeutischen Sättigung des Organismus entspricht, hervorgerufen durch die laufende Einnahme und die Dauer der Verordnung.

Ein *Hahnemann*sches Mittel, das exakt nach dem besonderen Prinzip der Methode angewandt und vor allem auf die gewollte Zeit eingeschränkt wird – wobei wir beharrlich auf die Bedeutung des Zeitpunkts für die Einnahme des Medikaments hinweisen –, wirkt immer und erzielt jedesmal unter denselben Krankheitsbedingungen die gleichen Heilwirkungen.*

Man braucht nicht zu befürchten, daß nach Art der chemotherapeutischen oder antibiotischen Medikamente eine Sättigung des Organismus oder auch ein therapeutischer Schockzustand hervorgerufen wird, der eher eine medikamentöse Vergiftung als eine Heilreaktion des Organismus auf die Krankheitsentwicklung mit sich bringt.

Das therapeutische Interesse

Außer der Tatsache, daß der Kranke unter der Wirkung homöopathischer Mittel, sofern die Verschreibung korrekt war, schnell seine Gesundheit wieder erlangt, ist schon die Art der Verschreibung eine höchst interessante Tätigkeit, die auf der genauen Erkenntnis des Zeitpunktes fußt, zu dem man dieses oder jenes Mittel zu geben hat. Man beobachtet, wie unter dem Einfluß des Medikamentes und besonders beim Kind, im Fall einer akuten Krankheit, die Krankheitsentwicklung eine bestimmte Geschwindigkeit erkennen läßt. Die Symptome, die sich z.B. bei einem kleinen Patienten am Abend zeigen, können ganz verschieden von denen am folgenden Morgen sein. Folglich muß die Verschreibung geändert werden. Die krankhaften Zeichen, deren Wichtigkeit wir weiter oben erkannt haben und die uns zur Wahl des Mittels am Tagesbeginn bestimmten, sind unter dem heilenden Einfluß der Verordnungen verschwunden. Sie haben anderen Symptomen Platz gemacht, die sich aus der Entwicklung der Erkrankung ergeben, und erfordern die Verschreibung anderer Mittel in Übereinstimmung oder besser im Sinne der Ähnlichkeit mit den beobachteten oder durch den Patienten erlebten

---

* Anmerkung des Verfassers: Es gibt allerdings Ausnahmen durch sogenannte Blockierungen, z.B. durch einen Fokalherd, der dann zuerst beseitigt werden muß, damit das homöopathische Mittel wirken kann.

Symptomen. Man wird eine lebendige Entwicklung im Verlauf einer beliebigen Art von Erkrankung erleben. Allein die genaue Beobachtung der Symptome, die sich bei dem kleinen Patienten zeigen, lassen die günstige Veränderung durch die Verschreibung erkennen und tragen dazu bei, einen neuen Schritt in Richtung Genesung zu tun.

IV. Die Durchführung der Behandlung

Das klassische homöopathische Mittel, das man sich jetzt in den meisten Apotheken besorgen kann, hat die Form kleiner Körnchen oder kleiner Kügelchen (je nach Größe) aus reinem Milchzucker, getränkt mit der Wirksubstanz, die auch dem Medikament ihren Namen in lateinischer Sprache gibt. Wir haben uns in einem vorausgehenden Kapitel mit der Technik befaßt, die die Speziallaboratorien zur Herstellung der Mittel benützen. Im übrigen zeigt jedes Mittel auf dem Etikett außer dem Namen des Wirkstoffs den Grad der potenzierten Verdünnung (C3 usw.), die der Anzahl der aufeinanderfolgenden Arbeitsgänge des aktiven Prinzips im Verlauf der Verdünnung entspricht, für die man im allgemeinen reinen Alkohol nimmt (meist 40%ig).

Die Wahl der Verdünnung

Bestimmte homöopathische Laboratorien liefern dieselben Mittel mit denselben Verdünnungsbezeichnungen, aber in flüssiger Form. In diesem Fall enthält ihre Verschreibung und ihre Dosierung mehr Medizin, die im Gebrauch allein der Anzahl der Tropfen und ihrer täglichen Einnahmefolge vorbehalten bleibt. Für Krankheiten mit akutem Charakter beim Kind, deren Erläuterung den wichtigsten Teil dieses Werkes ausmacht, ist es ratsam, die Mittel mit tiefer Potenz vorzuziehen, das ist im allgemeinen die 4. *Hahnemann*sche Centesimale (mit C4 bezeichnet auf der Packung der Globuli). Tatsäch-

lich hat die klinische Erfahrung gezeigt, je mehr die vorliegende
Krankheit schweren oder akuten Charakter hat (hohe Temperatur,
massive Symptome usw.), desto günstiger ist es, für die Behandlung
ein Mittel in tiefer Verdünnung zu wählen, d. h. ein Mittel, dessen
aktive Substanz noch relativ nahe bei der Urtinktur liegt, von der
der Chemiker zur Verarbeitung ausgeht.

Die Wahl der Mittel

Wenn die Symptome ihren Charakter ändern, und um dies festzustellen, müssen wir die Mutter dazu anhalten, den Krankheitsverlauf bei ihrem kleinen Patienten gut zu beobachten – ist eine Änderung
der Verordnung nötig. Man wird dann bei der Gabe eines neuen
Mittels, das nach den neu festgestellten Zeichen durch das »Krank-
heitsmoment« angezeigt ist, eine neue Lösung unter denselben Bedingungen und mit derselben Dosierung verabreichen, wobei der
Rhythmus der Anwendung immer derselbe bleibt. Wenn sich der
Krankheitszustand offensichtlich bessert, werden die stündlichen
Gaben um ein oder zwei Stunden, je nach dem Fall, hinausgezögert.
Alle diese Empfehlungen werden im übrigen im klinischen Teil
dieses Buches bei der Behandlung der Krankheiten wiederholt. Wenn
es sich dagegen um junge Patienten handelt, deren Gesundheitszustand nicht Bettruhe oder Zimmeraufenthalt verlangt, kann man
ihnen alle zwei oder drei Stunden, in drei oder vier Portionen täg-
lich, die Kügelchen der ausgewählten oder verordneten Medizin
geben, um sie auf der Zunge zergehen zu lassen. Die Anzahl von
insgesamt 10 oder 12 Kügelchen desselben Mittels darf dabei pro
Tag nicht überschritten werden.

Art der Einnahme

Im Verlauf des vorhergehenden Absatzes war von der Löslichkeit
des hergestellten Medikamentes die Rede, ausgehend von dem oder
den angezeigten Mitteln und ihrer Gabe im Bedarfsfall. Wir wollen

noch einmal auf diesen Punkt zurückkommen, um ihn verständlich zu machen.

Zur größtmöglichen Bequemlichkeit für den kleinen Patienten und seine Umgebung in der Behandlung raten wir, die ausgewählten Kügelchen in einem Glas Wasser, etwa 10 Kügelchen je Medikament, einzunehmen. Wenn diese Kügelchen einmal aufgelöst sind (was ca. 20–25 Min. dauert), wird man stündlich einen Eßlöffel dieser Lösung durch den Mund einnehmen lassen, wenn es sich um ein Kind über sieben Jahre handelt. Für jüngere Kinder empfiehlt sich ein Teelöffel der medikamentösen Lösung, und zwar nur alle zwei Stunden.

Unterstützende Medikamente

Die Verordnung oder Einnahme homöopathischer Mittel schließt selbstverständlich nicht die Anwendung aller äußerlichen Mittel aus, die in jedem besonderen Fall notwendig sind. Im übrigen wird im therapeutischen Teil dieses Buches bei interessanten Symptomen an Haut oder Schleimhaut die Anwendung von Pasten und Salben erwähnt, die die aktiven Prinzipien des pflanzlichen Ursprungs enthalten und sich der *Hahnemann*schen Arzneimittelbäder bedienen.

Alle diese Rezepte mögen vielleicht ein wenig altmodisch erscheinen, aber sie sind deshalb nicht weniger wirksam, sei es in Form von Umschlägen, Schröpfköpfen, Senfpflastern, feuchten Wickeln, Gurgelwässern etc., ebenso wie der Gebrauch von pflanzlichen Abführmitteln, schweiß- und harntreibenden Arzneilösungen, deren Gebrauch im Verlauf von fieberhaften Erkrankungen immer wieder angezeigt ist.

Klinisches Verzeichnis

Um den praktischen Gebrauch dieses Werkes in der Praxis zu erleichtern, haben wir so gedrängt wie möglich die Erkrankungen, die im Laufe eines jungen Lebens am häufigsten auftreten, deren Art und Schwere aber nicht immer die Inanspruchnahme des Arztes sofort notwendig machen, zusammengestellt.

2. Das Kind im Mutterleib

Einführung

Es liegt nicht in unserer Absicht, hier bestimmte genetische Vorstellungen zu entwickeln, die im übrigen, indem sie dem Problem auf den Grund gehen, metaphysische Aspekte einbeziehen könnten. Vor allem sollte man in einem so ausgesprochen praktischen Buch bedenken, daß das werdende menschliche Geschöpf im großen und ganzen vom Augenblick der Empfängnis an eine biologische Wesensheit darstellt.

Auf alle Fälle scheint es uns nützlich, uns der vorgeburtlichen Eugenik zu erinnern. Was soll man unter diesem Begriff verstehen?

Nach dem Lexikon von Larousse ist die Eugenik die Wissenschaft, die sich mit dem Komplex der für die Fortpflanzung der menschlichen Art günstigen Bedingungen befaßt.

Folglich werden das Studium und die Kenntnis dieses Faktors es ermöglichen, dem Kind, und zwar schon vom Mutterleib an, eine Ergänzung der zu seiner Gestaltwertung notwendigen Baustoffe sowie die Mittel zur Verfügung zu stellen, um krankhafte Erbanlagen unschädlich zu machen.

Nach den neuesten Statistiken stellt man eine wachsende Zunahme von anomalen, geistig behinderten, jedenfalls unangepaßten Kindern fest. Eine therapeutische Vorbeugung bei der Mutter, über den homöopathischen Kinderarzt, ist unbedingt vom ersten Schwangerschaftsmonat an nötig. Tatsächlich sind im Embryo im Mutterleib schon in den ersten Zellen die von den Eltern übertragenen Merkmale angelegt, die sich beim Fetus im Laufe seines intrauterinen Lebens ausbilden, um schließlich in den ersten Lebensmonaten des normalen Säuglingsdaseins in Erscheinung zu treten.

Man hat also zu berücksichtigen, daß während der ganzen Schwangerschaft der werdende kleine Mensch Objekt bestimmter, pflegerischer Maßnahmen sein muß, die vorbeugend angewandt werden und zwar durch Vermittlung der Mutter, die ihn austrägt.

Auf alle Fälle beabsichtigen wir nicht, auf den folgenden Seiten eine vernünftige Schwangerschaftsführung ins Auge zu fassen vom Augenblick der Empfängnis bis zum Entbindungstermin. Eine sehr große Anzahl von Werken ist diesem Zweck gewidmet, in denen natürlich das Schicksal der Mutter im Vordergrund steht.

Wir wollen hier nur die medikamentösen, selbstverständlich homöopathischen Gesichtspunkte erwähnen, die man beim Fetus anwenden kann. Es handelt sich darum, einfach einige praktische Ratschläge zu erteilen und auf einige übliche Mittel für die werdende Mutter einzugehen, wenn ihre eigenen Fehler in der Hygiene oder das Vorhandensein eines gewissen Unbehagens einen ungünstigen Einfluß auf das biologische Gleichgewicht des Kindes im Laufe der neun Monate seines intrauterinen Lebens haben könnten.

Andererseits wird man gleichzeitig sein Augenmerk auf die wichtigsten Medikamente richten, die dazu dienen sollen, aus dem Fetus selbst ein kräftiges und gesundes Baby werden zu lassen.

Wie bei den meisten unserer Werke[3]), die die praktische Homöopathie behandeln, haben wir, um es dem Leser so bequem wie möglich zu machen, hier wieder die alphabetische Nomenklatur gewählt, die den Namen der Störung leicht finden läßt, um die Behandlung einzuleiten oder den hygienischen Fehler zu korrigieren und zugleich das oder die Mittel, die im einen oder andern Fall nützlich sind.

Aber, wie schon oben ausgeführt, geht es hier nicht darum, sich auf langatmige Erläuterungen über Krankheiten und ausgiebige therapeutische Betrachtungen einzulassen, die nur in das Gebiet der Medizin bzw. der Pädiatrie gehören.

Unser Ziel ist es also, auf dem Terrain des Alltags zu bleiben. Man kann dabei freilich nicht mit Stillschweigen die Rolle übergehen, die die Vererbung für die normalen oder krankhaften Anlagen spielt, die von den Erzeugern übertragen werden.

Offensichtlich ist es nicht immer leicht, den Einfluß der Erbfaktoren vorauszusehen, durch die das Kind im Laufe seines Lebens

---

[3]) *Dr. E. A. Maury* »Dictionnaire familial d'homéopathie«
  Dr. E. A. Maury »L'homéopathie pratique en trente remèdes«

behindert werden kann. In der jetzt abgelaufenen Epoche, in der noch der Familienarzt existierte, letzter Vertreter der wahren »ärztlichen Kunst«, war dieser durch seine Kenntnis der Krankengeschichte der Eltern in der Lage, die Krankheitsanfälligkeit des Kindes zu erkennen. Aber heute, wo die Medizin gewaltige Fortschritte gemacht hat, ist es für den Praktiker und erst recht für den Spezialisten, der ein wahrer Quell des Wissens ist, fast unmöglich, die biologische Zukunft des Neugeborenen vorauszusehen.

Der homöopathische Arzt hingegen, der traditionsgebunden ist und hippokratisch denkt, ist durch seine Kenntnis der Temperamente und Konstitutionen, von denen wir im ersten Teil dieses Werkes gesprochen haben, in der Lage, das künftige Krankheitsgeschehen für den werdenden kleinen Menschen vorauszusehen und die Konsequenzen in der Vorbeugung soweit wie möglich zu ziehen.

Im zweiten Teil dieses Buches wird noch ein Wort gesagt werden, das sich ausschließlich an das Kind in seiner intrauterinen Periode wendet, und zugleich an die, die es in ihrem Schoße tragen.

Klinisches Verzeichnis

Eine Anzahl von Krankheiten und Gesundheitsstörungen drohen Einfluß auf das biologische Gleichgewicht der schwangeren Frau im ganzen Verlauf der Schwangerschaft zu gewinnen. Wir haben darum die ausgewählt, die einen negativen Einfluß auf die Gesundheit des Fetus selbst ausüben, und sind auf bestimmte Mittel näher eingegangen, die dazu dienen, symptomatisch auf diese negativen Einflüsse zu wirken. Im Falle einer Verschlimmerung von klinischen Komplikationen kann man der werdenden Mutter nicht eindringlich genug raten, sich an ihren Arzt zu wenden.

● Eiweiß im Urin

Es kann passieren, daß im Verlauf ihrer Schwangerschaft die Frau eine Komplikation, das Auftreten von Eiweiß im Urin, beobachtet.

Dieses Eiweiß ist das Zeichen einer gewissen Insuffizienz der Nierenfunktion, deren Ursache der Arzt aufklären muß. Unbehandelt besteht die Gefahr, daß sie in Anfälle von Eklampsie übergeht, die sich offensichtlich ungünstig auf die Gesundheit des Fetus auswirken.

Beim Auftreten von Eiweiß im Urin hat man, unabhängig von der Einschränkung der Salzzufuhr, und immer entsprechend dem homöopathischen Prinzip der Ähnlichkeit, je nach den festgestellten Symptomen bei der schwangeren Frau die Wahl zwischen zwei Mitteln.

Apis melifica C 4 (Glob.)

Symptome: Das Auftreten von Eiweiß im Urin zeigt sich durch partielle oder allgemeine Ödeme (Schwellungen) der Schleimhäute oder der serösen Häute, begleitet von brennenden oder schneidenden Schmerzen. Zu beachten ist das Fehlen von Durst und das Verlangen nach kalter Milch.

Dosis: Man nehme 3 Kügelchen 4mal pro Tag außerhalb der Mahlzeiten.

Helonias dioica C 4

Symptome: Außer der Anwesenheit von Eiweiß im Urin tritt in der Mehrzahl der Fälle ein Schweregefühl in den Eingeweiden, besonders den Nieren, auf, die Schwangere klagt über Schwere in der Region des kleinen Beckens mit Müdigkeit und allgemeiner Erschöpfung. Man kann sagen, daß sie ihre Gebärmutter fühlt, und dieses Gefühl strahlt in die Gegend des Kreuzbeins aus.

Dosis: Man nehme 3 Kügelchen 4mal pro Tag außerhalb der Mahlzeiten.

• Alkohol-Mißbrauch

Selbstverständlich kann man der werdenden Mutter nicht genug empfehlen, sich während der Schwangerschaft konsequent jeder Alkoholeinnahme (sei es als Apéritif oder zur Verdauung) zu enthalten. Lediglich ein Rotwein von guter Qualität, im besonderen Medoc, und zwar höchstens ein oder zwei Gläser zu den Mahlzeiten, sind erlaubt, um Mineralsubstanzen und Vitamine zuzuführen, die für die Mutter und den Fetus günstig sind.

Auf alle Fälle kann man bei gelegentlichem oder gewohnheitsmäßigem Alkoholismus ein Gegenmittel gegen die toxischen Wirkungen verschreiben, dessen regelmäßige Einnahme außerdem mithilft, das Verlangen nach alkoholischen Getränken zu unterdrücken.

Quercus glandium Spiritus D 3 (flüssig)

Symptome: Kongestion des Kopfes mit Hitzewallungen und Neigung zu Schwindel.

Dosis: Man nehme 20 Tropfen in etwas Wasser, vor den Hauptmahlzeiten.

• Antibiotika – Gegenmittel

Unsere derzeitige Pharmazie gebraucht und mißbraucht vor allem die Antibiotika. Sicher sind sie in vielen Fällen angezeigt. Aber ihre Verschreibung sollte in Grenzen bleiben. Wenn hier Fehler gemacht werden, werden aus den wohltätigen Wirkungen auf die Dauer schädliche für den mütterlichen Organismus und noch viel mehr für den des Fetus. Diesem droht die Gefahr, wenn er einmal ausgetragen ist und den Mutterleib verlassen hat, daß er allergisch auf diese Art von Medikamenten reagiert, wenn man sie ihm gelegentlich einer mikrobiologischen Infektion, sei es auch einer banalen und gutartigen Form, verordnet. Aber die Antibiotikagabe kann auch »mithradisieren« (immunisieren), was bedeutet, daß bei der Wahl eines neuen Antibiotikums eine größere Dosis als normal gegeben werden muß mit allen aus dieser Medikation entstehenden schädlichen Folgen.

Man wird also der werdenden Mutter raten, wenn sie im Laufe ihrer Schwangerschaft ein solches Mittel einnehmen muß, gleichzeitig ein homöopathisches Antidot zu nehmen.

Hepar sulfuris C5 (Glob.)

Symptome: Die homöopathische Erfahrung hat gezeigt, daß dieses Mittel, wenn es im Laufe oder nach einer antibiotischen Therapie angewandt wird, dem Kranken bessere Abwehrkräfte gegen die sekundären Folgen dieser Medikation verleiht.

Man kann dem Element *»Schwefel«,* das in diesem Medikament enthalten ist, seine oft gewaltige Wirkung anrechnen, die den Organismus entgiftet und durch Drainage reinigt.

Dosis: Man nehme 5 Kügelchen 2mal am Tag, außerhalb der Mahlzeiten.

• Drohende Fehlgeburt

Ohne auf die Einzelheiten der komplexen Krankheitsbeschreibung einzugehen und um hier auf dem vorwiegend praktisch ausgewählten Gebiet zu bleiben, wird man vor dem Eintreffen des Arztes ein nach dem besonderen Bild dieser Störung ausgewähltes Mittel anraten, dessen Wirkungssphäre hauptsächlich auf die Gebärmutter lokalisiert ist.

Sabina C 4 (Glob.)

Symptome: Die Gebärmutterblutung kann schon bei geringer Bewegung auftreten. Das Blut ist hellrot und mit Blutgerinseln vermischt. Die Bauchschmerzen sind heftig und erstrecken sich zum Schambein und Kreuzbein.

Dosis: Man lasse 15–20 Kügelchen des Mittels in einem Glas Wasser zergehen und gebe alle 15–20 Min. einen Eßlöffel davon.

• Neigung zu Fehlgeburt

In bestimmten Fällen von angeborener Schwäche oder als Folge einer sich länger hinziehenden Krankheit der schwangeren Frau kann es vorkommen, daß die Schwangerschaft abgebrochen und der totgeborene Fetus vor dem Termin ausgestoßen wird. Als vorbeugende Maßnahme gibt es ein homöopathisches Mittel, das der werdenden Mutter helfen kann und ihr erlaubt, ihre Schwangerschaft normal zu Ende zu führen.

Aletris farinosa D 3 (flüssig)

Symptome: Starke Ermüdung mit Schweregefühl im Unterbauch und Schmerzen bei nicht zuträglicher Arbeit.
Dosis: Man nehme 15–20 Tropfen in einem Glas Wasser. Einnahme 3–4 mal pro Tag.

• Entkalkung

Die werdende Mutter versorgt das werdende Kind von den ersten Tagen der Schwangerschaft an mit den für seine Bildung unumgänglichen ernährenden und aufbauenden Elemente. Unter diesen Elementen spielen die Calciumsalze durch ihre Zufuhr eine ganz gewichtige Rolle für den Knochenaufbau.

Unabhängig von den Lebensmitteln, die reich an mineralischen Substanzen sind, kann eine zusätzliche Zufuhr von kombinierten Kalksalzen sich zugleich für die Mutter und das Kind im Lauf seines intrauterinen Lebens nur günstig auswirken.

Zwei homöopathische Mittel können hier angeraten werden.

Avena sativa D 1 (flüssig)

Symptome: Nervöse Erschöpfung mit Schlaflosigkeit und allgemeinem Tonusverlust.

Dosis: Man nehme 20 Tropfen in ein wenig Wasser vor dem Zubettgehen.

Calcarea composita C3 (Pulver)

Symptome: Ausgeprägte Entkalkungserscheinungen mit Kältegefühl, das bis auf die Knochen geht, besonders im Bereich des Unterschenkels und des Vorfußes.
Dosis: Man nehme 2–3 Messerspitzen unter die Zunge vor zwei Mahlzeiten.

• Blutungen

Jeder Blutverlust bei der schwangeren Frau, was immer dafür als Ursache in Frage kommt, kann sich ungünstig auf die Bildung des Fetus auswirken und damit letzten Endes, auf Grund einer Verminderung der roten Blutkörperchen auf die Gesundheit des werdenden Kindes. Zwei homöopathische Mittel sind dann angezeigt, die nach klinischen Gesichtspunkten auf diese Blutungen Einfluß nehmen können.

Arnica D3 (flüssig)

Symptome: Dieses Mittel findet seine Anzeigen in allen Fällen, in denen der Blutverlust in direkter Beziehung zu einer Verletzung steht. Der ganze Körper schmerzt, als ob er geschlagen worden wäre. Selbst in der Nacht scheint das Bett hart zu sein, und der Kranke kann keinen Platz finden, um zur Ruhe zu kommen.
Dosis: Man nehme 20–30 Tropfen in wenig Wasser 3–4mal pro Tag.

China C4 (Glob.)

Symptome: Wiederholte und lang anhaltende Blutungen der Schleimhäute oder aus den Körperöffnungen rufen bei der schwangeren Frau eine schwere Blutarmut hervor mit einem Kältegefühl, das sich im ganzen Körper bemerkbar macht. Als Folge davon ist die Betroffene überempfindlich gegen den geringsten Luftzug. *Dosis:* Man läßt 15 Kügelchen in einem Glas Wasser auflösen und nimmt einen Eßlöffel voll jede halbe Stunde.

● Angeborene, vererbte Störungen

Es ist sehr schwierig, der werdenden Mutter die Zukunft des Fetus, den sie in ihrem Schoß trägt, vorherzusagen. Zu viele frühere Generationen zeigen sich schon in den von ihnen übertragenen Genen. Daher ist es richtig, Bedeutung und Auswirkung der Vererbung nicht überzubewerten. Jedoch sollte man, mit dem Ziel, die immer vorhandenen oft schlecht erfaßbaren Risiken der Vererbung soweit wie möglich auszuschalten, der schwangeren Frau raten, während der ganzen Schwangerschaft die beiden folgenden Mittel in einem Rhythmus von 15 Tagen im Monat einzunehmen.

Hydrastis D 3 (flüssig)

Symptome: Ein Medikament, das im homöopathischen Sprachgebrauch als Dränagemittel bezeichnet wird, wirkt besonders auf die Schleimhäute, die mit einem dicken und gelblichen Ausfluß reagieren. Dieser katarrhalische Zustand verbindet sich mit einer extremen Schwäche und einer ausgesprochenen Abmagerung. *Dosis:* Man nehme 15–20 Tropfen vor den zwei Hauptmahlzeiten.

Sulfur jodatum C 4 (Glob.)

Symptome: Selbstvergiftung bei den Frauen mit angeborener Disposition zur Tuberkulose. Chronische Hypertrophie der Mandeln und Hautjucken. Neigung zu Lippenbläschen. *Dosis:* Man nehme 3 Kügelchen 3mal am Tag.

Was die vererbten Krankheiten betrifft, wird, wie schon auf den vorausgehenden Seiten ausgeführt, allein der homöopathische Arzt, der seit langer Zeit die Familie und die Vorfahren der werdenden Mutter kennt, in der Lage sein, in Kenntnis der Ursache zu handeln. Seine Aktion wird umso wirkungsvoller sein, wenn er bestimmte homöopathische Mittel, die als biotherapeutisch bezeichnet werden, verschreibt, die den vermuteten oder bekannten Erbfaktoren angepaßt sind.

● Bewegungen des Fetus

Diese eventuelle Störung ist mehr von Interesse für die schwangere Frau als für das kleine Wesen, das sie in ihrem Schoß trägt. Man kann jedenfalls daran denken, daß die motorischen Reaktionen des Fetus Gefahr laufen, zugleich die Mutter und das werdende Kind zu belästigen.

Mit dem Ziel, diese physiologische Bedingung zu verbessern und die Unannehmlichkeit zu lindern, kann man ein Mittel anraten.

Arnica C 4

Symptome: Die Bewegungen des werdenden Kindes sind besonders empfindlich und schmerzhaft während der Nacht. Die Schwangere hat das ganz subjektive Gefühl, »daß der Fetus quer liegt«.

Dosis: Man nehme 3–4 Kügelchen im Laufe des Tages.

● Übelkeit

Dieses Symptom, das in bestimmten Fällen bei der schwangeren Frau auftritt, berührt den Fetus nicht direkt. Aber in jedem Fall, und was auch die Ursache sei, ist es vorzuziehen, diese Unpäßlichkeit bei der werdenden Mutter zu lindern.

Cocculus C 4 (Glob.)

Symptome: Übelkeit verbunden mit Schwindel und Aufstoßen. Leeregefühl im Magen mit Widerwillen gegen den geringsten Essensgeruch.

Dosis: Man nehme 3 Kügelchen alle 15–20 Min. bis zur Besserung.

• Gegenmittel gegen Tabak

Man kann der werdenden Mutter nicht genug empfehlen, auf den Genuß der Zigarette zu verzichten. Die Gifte, die sie enthält – es handelt sich um Nikotin oder die Rückstände der Verbrennung – passieren die Plazenta, dringen in den kindlichen Organismus ein und verursachen dadurch seine Vergiftung.

Zwei homöopathische Mittel sind in diesem Fall anzuraten, wenn die werdende Mutter nicht die Willenskraft hat, das Rauchen ganz bleiben zu lassen.

Caladium C 4 (Glob.)

Symptome: Bei der eingefleischten Raucherin, die nicht die Willenskraft hat, mit dem Nikotingenuß aufzuhören, ist dieses Medikament ein Mittel gegen die Wirkung des Tabaks, und mitunter ändert es glücklicherweise auch das Bedürfnis nach diesem Reizmittel.

Dosis: Man nehme 3 Kügelchen 3 mal am Tag.

Ignatia C 5 (Glob.)

Symptome: Im vorliegenden Fall besteht die Indikation für dieses Mittel eher in den physiologischen Folgezuständen der Tabakvergiftung, im besonderen der Abneigung gegen Tabakrauch nach seinem übermäßigen Gebrauch. Hinsichtlich der Überempfindlichkeit kommt hier bei dieser Gelegenheit eine Migräne hinzu, deren Schmerzcharakter genau zu diesem Mittel paßt: Die schwangere Frau hat das Gefühl, »als wenn ein Nagel in die Seite des Kopfes eingeschlagen wäre.«

Dosis: Man nehme 3 Kügelchen 3mal pro Tag.

• Schwangerschaftserbrechen

Was weiter oben bei der Übelkeit der schwangeren Frau gesagt wurde, kann man unter dieser Überschrift wiederholen. Diese unangenehmen Symptome berühren den Fetus nicht direkt. Aber sie können sein biologisches Gleichgewicht stören.

Es liegt im Interesse, diese unangenehmen Erscheinungen zu lindern, homöopathisch ausgedrückt: Für diesen Fall ist ein Mittel angezeigt.

Ipecacuanha C4 (Glob.)

Symptome: Das nach vorausgehender Übelkeit Erbrochene ist schleimig, zäh und bringt keinerlei Erleichterung. Außerdem bleibt trotz dieser Magenerscheinungen die Zunge rein, und die Speichelbildung ist stark.

Dosis: Man nehme 3-4 Kügelchen jede halbe Stunde bis zum Verschwinden dieser Erscheinungen.

3. Das kranke Kind

Einführung

Wir können in den folgenden Zeilen nur nochmals ins Gedächtnis zurückrufen, was schon bei der Einleitung zum zweiten Teil dieses Werkes gesagt wurde. Aber dieses Mal liegt der Schwerpunkt auf der Gelegenheits- oder Dringlichkeitsbehandlung kleinerer Störungen, die beim Kind vom Tag seiner Geburt bis zur Zeit der Pubertät auftreten können.

Aber ehe man sich Rat für den Gebrauch eines Mittels in diesem oder jenem Fall holt, liegt es im Interesse, erst einmal die Bedeutung der Krankheit, deren Behandlung man vorgenommen hat, zu verstehen.

Sinn der Krankheit

Schon andeutungsweise war die Rede vom Einfluß der Erbanlagen auf das biologische Werden des Kindes, und zwar während der intrauterinen Periode.

Einmal in die Welt gesetzt, macht das kleine Wesen eine ganze Reihe mehr oder weniger ernster gesundheitlicher Störungen durch, die unter der allgemeinen Bezeichnung »Kinderkrankheiten« eingeordnet werden.

Der größte Teil dieser Krankheitsäußerungen muß als Abwehrmaßnahme des jungen Organismus gegen die Auswirkungen der verschiedenen von den Eltern ererbten Anlagen angesehen werden.

Man darf nie vergessen, was oft geschieht, daß die Krankheit, in welcher Form sie auch auftritt, nichts anderes ist als die Ausreifung von erworbenen oder angeborenen Krankheitszuständen, gegen die die Person sich wehren muß im Hinblick auf die Erhaltung ihrer biologischen Unversehrtheit.

Die akute Krankheit, so wie sie sich beim Kind darstellt, wird man also als eine Krise der Ausscheidung und organischen Reinigung ansehen. Sie stellt also eine notwendige Etappe dar, die überwunden werden muß, um den kindlichen Organismus zu reinigen und so die Gesundheit des künftigen Heranwachsenden zu festigen.

Unglücklicherweise stellt man in unserem sogenannten wissenschaftlichen »funktionellen« Zeitalter im Namen einer Prophylaxe auf Grund von unzeitigen Impfungen, die systematisch und unüberlegt bei allen, die jetzt auf die Welt kommen, angewandt werden, das Moment der reinigenden Krankheitskrise zurück, wenn man sie nicht ganz unterdrückt.

Sicherlich freut sich die Mutter, wenn diese Krankheitsäußerungen nicht herauskommen, über die offensichtlich gute Gesundheit ihres Nachkömmlings, ohne einen Zweifel zu haben, denn niemand sagt ihr, daß früher oder später die unvermeidlichen Krankheitsausbrüche sich einstellen werden, und deren Kosten werden um so höher sein, je verzögerter sie herauskommen werden.

Es ist nötig für das kleine Wesen, daß die Mutter die Bedeutung der erwähnten Krankheitsausdrucksformen begreifen lernt, denn, wenn sie richtig mit homöopathischen Mitteln behandelt werden, bringen sie nur ein Minimum an Schwere und Komplikationen mit sich.

Die biotherapeutischen, homöopathischen Mittel

Man könnte uns darauf aufmerksam machen, daß durch vorbeugende Impfungen das Auftreten schwerer Krankheiten vermieden werden kann, die in der Vergangenheit zu einer großen Kindersterblichkeit geführt haben.

Es wäre kindisch, dies zu leugnen, umso mehr als das Prinzip dieser Maßnahmen auf dem Gesetz der Ähnlichkeit, also auf dem der Homöopathie beruht.

Das therapeutische Rüstzeug *Hahnemanns* auf alle Fälle stellt dem Arzt eine ganze Serie von Mitteln zur Verfügung, die wie die klassischen Impfstoffe zubereitet sind. Ihr Ausgangsstoff sind Mikrobenstämme, aber verdünnt und dynamisiert, bekannt unter dem Namen der »Biotherapeutika«. Ganz wie die klassischen Impfstoffe werden sie ihre Verwendung für die Prophylaxe im Fall einer Epidemie oder Ansteckungsgefahr finden. Ihre Verschreibung und ihre Anwendung liegt jeweils im Ermessen des Praktischen Arztes.

Gebrauchsanweisung für dieses Buch

Zur größeren Bequemlichkeit unserer Leser haben wir für ein Organsystem nach dem anderen die kleinen Erkrankungen klassischen Typs herausgestellt, die die normalen Funktionen des jungen Organismus beeinträchtigen oder stören können.

Um nur ein Beispiel zu nennen, das der üblichen Atemwegserkrankungen, haben wir hier unter anderem die homöopathische Behandlung der Anginen, der Bronchitis, des Keuchhustens, der Grippe, der Mittelohrentzündung, des Hustens und der vegetativen Störungen aufgeführt. Ebenso wird für die Erkrankungen des Verdauungsapparates, des Nervensystems und der Haut verfahren. Ein besonderer Abschnitt gilt dem Fieber und den fieberhaften Ausschlägen, ein anderer bestimmten Affektionen, die den Allgemeinzustand betreffen und in die allgemeine Nomenklatur nicht hineinpassen.

Wir erwarten schließlich von der Mutter, daß sie die Krankheitszeichen bei ihrem Kind gut beobachtet, um das oder die Mittel nach den vorliegenden Symptomen wählen zu können.

Mit dem Ziel, in ihrer Wahl bestärkt zu werden, wird sie im letzten Teil dieses Handbuches unter der Überschrift »Arzneimittelbeschreibung« nachsehen. Hier werden die Symptome aufgeführt, die bei den Krankheitsbeschreibungen schon erwähnt wurden. Was die Bezeichnung der Verdünnung, die gewählt wird, und die angeratene Dosis betrifft, so sind sie für jedes der ausgewählten Medikamente gültig.

I. Das Atemsystem

• Die Mandelentzündung

Die Mandeln sind lymphoide Organe, die am Eingang der oberen Luftwege liegen. Sie müssen als eine Schutzbarriere gegen die Ausbreitung einer Infektion im Bereich dieses Systems angesehen werden.

Der kindliche Organismus, der durch eine Invasion von Krankheitskeimen in akuter oder chronischer Form angegriffen wird, reagiert durch vermehrte Bildung von Lymphozyten in den Organen, die sie normalerweise schon bilden, wie den Mandeln. Ihr Umfang nimmt dann zu.

Wenn die Reaktion auf den Infekt einen akuten, heftigen Charakter hat und von einer erhöhten Temperatur begleitet wird, wird die Mandelentzündung zu einer Anginaform, deren Behandlung unter der entsprechenden Rubrik (siehe Angina) zu finden ist. Handelt es sich aber nur um vergrößerte Mandeln, über die man nicht immer großes Aufheben machen muß, hat man, je nach den Symptomen, die Wahl zwischen zwei Mitteln.

Barium carbonicum C5 (Glob.)

Symptome: Chronische Hypertrophie der Mandeln mit Neigung zu rezidivierenden Anginen und kompliziert durch schmerzhafte Drüsen in Höhe der Unterkieferregion.

Dosis: Man nehme 3 Kügelchen 3mal pro Tag vor den Mahlzeiten.

Silicea C5 (Glob.)

Symptome: Vergrößerung der Mandeln besonders auf der linken Seite, begleitet von einem örtlichen stechenden Gefühl, »als wenn eine Nadel in dieses Organ gestochen wird«. Das Schlucken ist unangenehm und oft schmerzhaft. Das Kind ist sehr kälteempfindlich und holt sich leicht einen Schnupfen.

Dosis: Man nehme 3 Kügelchen 3mal pro Tag vor dem Essen.

● Angina

Beim Kind, das dauernd große Mandeln hat, besteht bei der geringsten Erkältung die Gefahr, daß sich eine sehr heftige Abwehrreaktion, und zwar in Form einer akuten Entzündung dieser Lymph-
organe entwickelt. Dies nimmt dann die Form entweder einer einfachen, einer sogenannten »Roten Angina« oder einer Angina mit
Eiterpünktchen oder Rachenausschwitzungen an, die als »weiße
Angina« bezeichnet wird.

Zwei Mittel stehen dann zur Verfügung, je nach dem vorliegenden
Fall, wobei wenn nötig, ärztlicher Rat eingeholt werden muß.

Belladonna C4 (Glob.)

Symptome: Der Rachen ist rot, belegt, besonders auf der rechten
Seite. Der Schluckvorgang schmerzt, und die Farbe breitet sich bis
zum Ohr aus. Indes trotz dieses Eindrucks der Schlundzusammen-
ziehung ist der kleine Kranke sehr durstig und bittet um kaltes
Wasser. Er kann dabei brennend heiße Haut und feuchten Schweiß
haben.

Dosis: Man nehme 10 Kügelchen in einem Glas Wasser und gebe
jede Stunde einen Eßlöffel der Lösung ein.

Mercurius solubilis C4 (Glob.)

Symptome: Der Fall für dieses Mittel ist die Angina, bei der
zuerst die Mandeln rot und auch akut entzündet sind und außerdem
zur Eiterung neigen. Die Zunge ist angeschwollen, mit einem gelblichen Belag bedeckt, und sie weist Abdrücke der Zähne auf. Der
kleine Kranke leidet unter einem heftigen Speichelfluß. Es besteht
oft ein übler Mundgeruch: Der Durst ist sehr stark, und es zeigen
sich reichliche Schweiße, besonders in der Nacht.

Dosis: Man nehme 10 Kügelchen in einem Glas Wasser und gebe
jede Stunde einen Eßlöffel der Lösung in den Mund.

Man beachte: Im Fall einer weißen Angina sollte man, besonders wenn die Temperatur stark erhöht ist, die zwei oben angezeigten Mittel mischen, 10 Kügelchen von jedem auf 1 Eßlöffel alle Stunde, bis zur Besserung der Symptome.

Wenn das Kind gurgeln kann, wird man 20 Tropfen von Phytolacca T. M. (Urtinktur) in ein halbes Glas abgekochten, lauwarmen Wassers eintropfen und dann 2mal pro Tag gurgeln lassen.

• Asthma

Man kann verständlicherweise in diesem für den Familiengebrauch bestimmten Buch keine vollständige Behandlung dieser Erkrankung geben, die sich im Leben des Kindes früh genug einstellt. Zuviele Faktoren, biologische wie psychologische, spielen hier in der Entstehung dieser Erkrankung eine Rolle.

Aber ein homöopathisches Mittel, das man gleich zu Beginn des Anfalls geben kann, wird dem kleinen Kranken schnell Erleichterung schaffen.

Sambucus niger D 3 (flüssig)

Symptome: Das Kind erwacht mitten in der Nacht in einem erschreckenden Erstickungszustand und Atemnot. Das Gesicht und die Gliedmaßen sind bläulich, und es kann mit dem Kopf nicht auf dem Kissen liegen bleiben.

Dosis: Man träufle 20 Tropfen des Mittels in ein halbes Glas Wasser und gebe einen Teelöffel alle 10–15 Minuten.

• Akute Bronchitis

Eine einfache Erkältung, die sich der empfindliche, junge Mensch zuzieht, kann sich zu einer Entzündung der Bronchien entwickeln.

Nach den beobachteten oder vorliegenden Symptomen wird man die Wahl zwischen drei Mitteln haben.

Antimon tartar C4 (Glob.)

Symptome: Der Husten ist begleitet von reichlichen Rasselgeräuschen, weil die Bronchien mit Schleim gefüllt sind. Aber der Patient kann fast nichts aushusten. Die Atmung ist geräuschvoll und erschwert, die Nasenflügel sind erweitert und werden bei den Atemstößen bewegt.

Dosis: 10 Kügelchen in einem Glas Wasser auflösen und dann alle Stunde einen Eßlöffel der Lösung eingeben.

Bryonia C4 (Glob.)

Symptome: In diesem Falle ist der Husten trocken und heftig. Er wird durch die geringste Bewegung des kleinen Kranken verschlimmert. Er klagt zu gleicher Zeit über heftige Schmerzen auf der Brust und muß sich jedesmal, wenn er husten muß, mit beiden Händen den Brustkorb stark zusammendrücken.

Dosis: Man löse 10 Kügelchen in einem Glas Wasser auf und gebe jede Stunde einen Eßlöffel der Lösung ein.

Ferrum phosphoricum C4 (Glob.)

Symptome: Dieses Mittel paßt gerade am Anfang der bronchitischen Entzündung. Der Husten ist trocken, verkrampft, schmerzhaft, aber er kann von einem manchmal Blut enthaltenden Auswurf begleitet sein. Fieber ist immer vorhanden, der Puls ist schnell und weich.

Dosis: 10 Kügelchen in einem Glas Wasser auflösen und jede Stunde einen Eßlöffel voll eingeben.

● Keuchhusten

Hier ist nur die homöopatische Behandlung am Beginn dieser krampfhaften Erkrankung angegeben. In der Folge werden die durch den Praktischen Arzt exakt ausgewählten homöopathischen Mittel die Entwicklung der Krankheit in ihrer Dauer oft merklich abkürzen und das Kind vor den immer möglichen Komplikationen bewahren.

Coccus cacti C4 (Glob.)

Symptome: Der besonders nachts auftretende Keuchhustenanfall, der den kleinen Kranken aufweckt, endet mit dem Auswurf von zähem und dickem Schleim, der zu beiden Seiten des Mundes herunterläuft.
Dosis: 10 Kügelchen in einem Glas Wasser auflösen und jede Stunde einen Eßlöffel der Lösung eingeben.

Drosera C4 (Glob.)

Symptome: Der Husten ist trocken, quälend, bellend, und die Hustenanfälle folgen einander so schnell, daß der kleine Kranke Schwierigkeiten hat, zwischen diesen Anfällen Luft zu holen. Das Kind bleibt erregt und klagt immer über Frost, sogar im Bett.
Dosis: Man nehme 10 Kügelchen, löse sie in einem Glas Wasser auf und gebe jede Stunde einen Eßlöffel der Lösung ein.

Pertussinum C7 (Einzeldosen)

Dieses biotherapeutisch zubereitete homöopathische Mittel, ausgehend vom schleimigen Keuchhustenauswurf, wird üblicherweise einerseits zur Vorbeugung in einem gefährdeten Milieu, andererseits zur Heilung im Laufe der Krankheit gebraucht.
Dosis: Vorbeugend gibt man abends vor dem Zubettgehen eine einzige Dosis, einmal in der Woche.

Als Kur gibt man zusammen mit den hier nach den Symptomen angezeigten Mitteln eine Dosis beim Zubettgehen 2mal in der Woche.

● Schnupfen

Der banale Schnupfen, der bis heute allen therapeutischen Bemühungen siegreich widerstanden hat, kann mit homöopathischer Behandlung korrekt behandelt und schnell in den Griff bekommen werden.
Immer entsprechend den beobachteten Symptomen bei dem kleinen Kranken hat die Mutter die Wahl zwischen zwei Mitteln.

Allium cepa (Glob.)

Symptome: Häufiges Niesen begleitet von reichlichem, wässerigem Nasenfluß, der den Naseneingang und die Oberlippe reizt. Diese Art Schnupfen tritt besonders nach der Einwirkung von kalter und feuchter Luft ein.
Dosis: 10 Kügelchen in einem Glas Wasser auflösen und jede Stunde einen Eßlöffel der Lösung eingeben.

Arsenicum album C4 (Glob.)

Symptome: In diesem Fall sind die Nasensekretionen wässerig und machen die Haut wund. Sie sind begleitet von einem heftigen Brennen im Bereich der Nasenschleimhäute, die verstopft sind. Die Niesanfälle bringen keinerlei Erleichterung.
Dosis: 10 Kügelchen in einem Glas Wasser auflösen und jede Stunde einen Eßlöffel der Lösung eingeben.

● Grippe

Man neigt oft dazu, diese Erkrankung mit dem einfachen Schnupfen zu verwechseln, dessen Behandlung im vorhergehenden Abschnitt erläutert wurde.
Das Grippevirus, das besonders im Verlauf der feucht-kalten Monate aktiv ist, greift zuerst das Nervensystem an, und erst in zweiter Linie treten die den Atmungsapparat betreffenden Symptome

auf, ein bevorzugtes Gebiet dieses Krankheitsvorganges. Daher wird die dringliche Behandlung dieser Affektion in diesem Kapitel herausgestellt.

Es ist also sehr gut, wenn die Mutter nach den vorliegenden Symptomen einen grippalen Zustand erkennen kann.

Wenn sich ein solcher bestätigt, wird sie die Wahl zwischen zwei Mitteln haben.

Eupatorium perfoliatum C4 (Glob.)

Symptome: Der kleine Kranke klagt über ein Gefühl des Zerschlagenseins und der Mattigkeit in Knochen und Muskeln. Die Augäpfel schmerzen auch. Die Temperatur ist besonders morgens nach dem Erwachen erhöht. Voraus geht ein intensives Durstgefühl, und begleitet wird es von Frösteln.

Dosis: 10 Kügelchen in einem Glas Wasser auflösen und jede Stunde einen Eßlöffel voll eingeben.

Gelsemium C4 (Glob.)

Symptome: Die Grippeerkrankung ist hier durch eine dazukommende Schwere im Kopf charakterisiert, Blutandrang, gerötetes Gesicht, Schwere der Augenlider und Fehlen von Durst. Die Kreuzbein-Lendengegend schmerzt, und das Fieber wird von einer extremen Schwäche begleitet, die bis zu einer Apathie gehen kann, verbunden mit Schüttelfrost und häufig mit heftigem Zittern.

Dosis: 10 Kügelchen in einem Glas Wasser auflösen und jede Stunde einen Eßlöffel voll eingeben.

> *Man merke dazu:* Die Anwendung des einen oder anderen dieser zwei Medikamente kann bei dem kleinen Kranken nach den vorliegenden oder festgestellten Symptomen recht glücklich durch die präparierte Lösung eines Medikaments ergänzt werden, das dazu bestimmt ist, den fieberhaften Zustand und seine Folgen zu bekämpfen.

(Siehe unter dem Kapitel »Fieber«).

Das neue Mittel, das gewählt wurde, soll in derselben Dosis, wie die vorhergenden gegeben werden, d.h. 10 Kügelchen des Fiebermedikaments in demselben Glas Wasser auflösen, das schon eines der zwei oben erwähnten Medikamente enthält.

• Nasenbluten

Das Ausströmen von rotem Blut aus der Nase kann, abgesehen von Verletzungen, die das Kind bei Raufereien in der Schule oder durch einen Zusammenstoß mit harten Gegenständen bekommen hat, verschiedene Ursachen haben.

Sollten sich diese Blutungen oft wiederholen, ist dringend ärztlicher Rat, möglichst der eines Spezialisten, einzuholen.

Auf alle Fälle kann in einfachen Fällen und zu Beginn des Nasenblutens die Mutter nach den charakteristischen Blutungserscheinungen zwischen zwei Mitteln wählen.

Melilotus C 4 (Glob.)

Symptome: Der Blutung geht eine auffallende Rötung des Gesichtes, ein Blutzustrom zum Kopf und ein Klopfen der Halsschlagadern voraus. Wenn die Blutung dann auftritt, bringt sie dem kleinen Kranken Erleichterung.

Dosis: Man nehme 3–4 Kügelchen alle 10–15 Min.

Millefolium D 3 (flüssig)

Symptome: Die hellrote Nasenblutung kann spontan auftreten oder als Folge eines Schlages oder eines Sturzes auf das Gesicht.

Dosis: 20 Tropfen in ein halbes Glas Wasser und einen Teelöffel alle 10–15 Min. einnehmen.

● Akute Mittelohrentzündung

Die Mittelohrentzündung ist eine Erkrankung, die in der Kindheit häufig auftritt, entweder spontan oder als Komplikation einer Infektion, die vorher die oberen Luftwege befallen hatte.

Eine ärztliche Untersuchung der Gehörorgane ist in diesem Fall die Regel.

Aber wenn man darauf warten muß und ein Dringlichkeitsfall vorliegt, kann man schon zwischen zwei Mitteln wählen.

Aconitum C4 (Glob.)

Symptome: Der Schmerz des befallenen Ohres tritt sehr heftig nach einem Kältestoß auf, besonders bei trockenem Wetter. Er ist heftig, unerträglich und besonders in der Nacht ausgeprägt. Der Kopf ist schwer, das Kind erregt und ängstlich. Seine Haut ist heiß und trocken und das Fieber, oft hoch, von Schüttelfrost begleitet.

Dosis: Man löst 10 Kügelchen in einem Glas Wasser auf und gibt jede halbe Stunde einen Teelöffel der Lösung ein.

Ferrum phosphoricum C4 (Glob.)

Symptome: Dieses Mittel ist im ersten Stadium der Mittelohrentzündung angezeigt. Das Ohr ist krank, und heftige Schmerzen sind durch Klopfen charakterisiert, die Auflagen mit kaltem Wasser bringen Erleichterung.

Das Kind ist ängstlich, erregt, überempfindlich gegen Geräusche. Das Fieber ist von Schweißen begleitet, die dem kleinen Kranken keine Erleichterung bringen.

Dosis: 10 Kügelchen in einem Glas Wasser auflösen und jede halbe Stunde einen Teelöffel der Lösung eingeben.

● Husten

Sehr viele Mittel aus dem Rüstzeug der homöopathischen Mittel können dem Kranken Erleichterung verschaffen, um so mehr als dieses reflektorische Symptom durch eine Reizung oder eine Entzündung der Schleimhäute der Luftwege zahlreiche Ursachen erkennen läßt und Ausdruck verschiedener Krankheiten ist.

Um der Mutter die Wahl zu vereinfachen, ehe ärztlicher Rat eingeholt ist und sofern ein Bedürfnis dazu besteht, sind nachstehend drei Mittel angeführt, jedes korrespondiert mit verschiedenen Formen des Hustens.

Bryonia C4 (Glob.)

Symptome: Der Husten, gewöhnlich durch eine Reizung der Luftröhre hervorgerufen, ist trocken, tritt heftig in unregelmäßigen Abständen auf und ist während der Nacht schlimmer, wobei sich das Kind in seinem Bett aufsetzen und sich fest den Brustkorb halten muß. Tatsächlich bringt die geringste Bewegung noch eine Verschlimmerung dieser Reaktion, so daß es in eine recht kritische Situation hineingerät.

Dosis: 10 Kügelchen in einem Glas Wasser aufgelöst. Jede Stunde einen Eßlöffel der Lösung eingeben.

Antimon tartar C4 (Glob.)

Symptome: Die Wahl dieses Mittels ist durch den Charakter des Hustens selbst vorgeschrieben. Die Bronchien sind mit Schleim angefüllt, den der kleine Kranke andererseits nur mit Mühe und in zu kleinen Mengen aushusten kann. Gleichzeitig ist zu vermerken, daß der Husten sich bessert, wenn der Kranke sich auf die rechte Seite legt.

Dosis: 10 Kügelchen in einem Glas Wasser auflösen. Jede Stunde einen Eßlöffel der Lösung eingeben.

Kalium bichromicum C 4

Symptome: Der Husten wird ausgelöst von einem Punkt am Anfang des Kehlkopfes. Er ist herzzerreißend und hat metallischen Charakter. Die Stimme ist rauh und die gelblichen, schleimigen Auswürfe sind reichlich. Das Kind klagt manchmal über einen Schmerz, der hinter dem Brustbein beginnt, auf den Brustkorb übergreift und zu den Schultern hochsteigt.

Dosis: 10 Kügelchen in einem Glas Wasser auflösen, jede Stunde einen Eßlöffel der Lösung geben.

• Wucherung der Rachenmandeln

Die Volumenvergrößerung des lymphatischen Gewebes im Nasen-rachenraum stellt oft eine ernste Störung für die Atmung des Kindes und letzten Endes für seine ganze physische und geistige Entwicklung dar.

Eine grundsätzliche Behandlung ist unumgänglich und soll durch einen Kinderarzt durchgeführt werden. Aber in einfacheren Fällen, die keine schwereren Komplikationen zeigen, kann man hier auf zwei Mittel zurückgreifen, die die Störungen, die durch diese Affektion auftreten, zu mildern imstande sind.

Pulsatilla C 5 (Glob.)

Symptome: Mit diesem Mittel werden alle Schleimhäute beeinflußt. Im Bereich der oberen Luftwege sind die Sekretionen dickflüssig, gelblich und reizen nicht. Das rechte Nasenloch ist im allgemeinen verstopft und der Geruchssinn herabgesetzt. Auf psychischem Gebiet ist das Kind ängstlich, empfindsam und weint grundlos.

Dosis: Man gebe 3 Kügelchen 4mal pro Tag vor den Mahlzeiten.

Silicea C5 (Glob.)

Symptome: Dieses Mittel ist bei Kindern angezeigt, die zuviele Impfungen bekommen oder sie schlecht vertragen haben. Der Organismus reagiert dann mit Vergrößerung des lymphatischen Gewebes, dessen Aufgabe die Abwehr gegen Infektionen ist. Die Nase ist verstopft, die Mandeln geschwollen, und das Schlucken ist mühsam, wo nicht schmerzhaft.

Dosis: Man gebe 3 Kügelchen 4mal pro Tag vor dem Essen.

II. Der Verdauungsapparat

● Acetonämie

Die krankhafte Anwesenheit von Aceton im Blut, ein Zeichen von Leberinsuffizienz, die sich besonders auf den Fettstoffwechsel auswirkt, ist gekennzeichnet durch oft reichliches Erbrechen und einen Atem, der an den Geruch von Reinettenäpfeln erinnert.

Unabhängig von einer grundsätzlichen Behandlung, die der Arzt einleiten muß, und einer angepaßten Diätvorschrift, wird ein Notfallmittel eine rasche Beruhigung der Krise herbeiführen.

Senna C4 (Glob.)

Symptome: Aromatischer Atemgeruch. Übelkeit und Erbrechen mit gelblichem Durchfall, Nachweis von Aceton im Urin.

Dosis: 2 Kügelchen alle 15–20 Min.

● Mundfäule (Aphthen)

Dieser oberflächliche Defekt befällt am häufigsten die Mundschleimhäute und das Zahnfleisch. Viele Ursachen können der Grund dieser Erscheinungen sein, die der zugezogene Kinderarzt abklären sollte.

Solange man noch auf dessen Rat warten muß, kann man vor-
läufig die örtlichen Reizerscheinungen erleichtern.

Borax C4 (Glob.)

Symptome: Vorliegen von brennenden Bläschen auf der Zunge und
an der Innenseite der Wangen. Das Baby schreit, sobald es saugen
will, und verweigert die Brust.
Dosis: 10 Kügelchen in einem Glas Wasser auflösen und jede
halbe Stunde einen Teelöffel der Lösung eingeben.

Calendulatinktur (Munddusche)

Man macht zweimal am Tag Mundbäder, und zwar 20 Tropfen
der Urtinktur in einem halben Glas lauwarmem, abgekochtem
Wasser.

● Appetitmangel

Nicht selten lehnt das Kind die Nahrung ab, selbst wenn sie gut
zubereitet ist. Die Mutter ist dann mit Recht beunruhigt und möchte
gerne einen Rat haben.
Je nach den Symptomen, die das Kind aufweist, wird man ihr
die Wahl zwischen zwei Mitteln lassen.

Avena sativa D1 (flüssig)

Symptome: Appetitmangel nach einer schweren oder sich lang
hinziehenden Erkrankung. Allgemeine Mattigkeit mit Schlaflosigkeit.
Dosis: Man gebe 20 Tropfen in etwas Wasser vor den beiden
Hauptmahlzeiten.

Lycopodium C5 (Glob.)

Symptome: Dieses Mittel paßt zu einem Kind, das eine angeborene Leberschwäche hat. Es zeigt gewöhnlich einen Jähhunger, aber, und das ist das wichtigste Charakteristikum des Mittels, dieses Hungergefühl ist sehr schnell verflogen, denn wenn das Kind nur ein wenig zu sich genommen hat, empfindet es Völlegefühl im Magen und Darm.

Dosis: Man nehme 3 Kügelchen 3mal pro Tag außerhalb der Mahlzeiten.

● **Darmkoliken**

Abgesehen von den Entzündungsreaktionen des Blinddarmes bei dafür disponierten kleinen Patienten sind üblicherweise Verdauungsstörungen und Erkältungen des Unterleibes die Hauptursachen für diese Erscheinungen.

Außer Diät und den warmen Auflagen auf den Bauch (außer bei Blinddarmentzündung, die im Gegenteil eine Eisauflage verlangt) wird man ein Mittel empfehlen, dessen Symptomatologie mit den vorliegenden klinischen Erscheinungen zusammenpaßt.

Colocynthis C4 (Glob.)

Symptome: Anfallsartige Bauchschmerzen vom Krampftyp, die den kleinen Kranken zwingen, sich zusammenzukrümmen, was ihm momentan Erleichterung bringt. Windabgang bringt ihm keine Besserung. Die Stuhlentleerungen können durchfallartig sein und treten jedesmal auf, wenn der kleine Kranke ißt oder trinkt.

Dosis: 10 Kügelchen in einem Glas Wasser auflösen und jede halbe Stunde einen Eßlöffel der Lösung eingeben.

● Verstopfung

Sicherlich können dem Kind, bei dem der Stuhlgang selten und die Entleerung schwierig ist, Abführmittel gegeben werden. Aber man sollte den Mißbrauch vermeiden und andererseits auch die wirkliche Ursache auffinden. Diese Aufgabe wird deshalb dem Arzt obliegen. Bei dem kleinen Patienten wird man für einfach gelagerte und für gelegentliche Fälle die Wahl zwischen zwei Mitteln haben.

Alumina C4 (Glob.)

Symptome: Die Stühle sind hart und die Entleerungen schon schwierig und sogar schmerzhafter, wenn sie weich sind. Im übrigen hat das Kind die meiste Zeit kein Bedürfnis, seinen Darm zu entleeren.
Dosis: Man nehme 3 Kügelchen 3mal pro Tag außerhalb der Mahlzeiten.

Taraxacum D1 (flüssig)

Symptome: Verstopfung mit mittelmäßigem Appetit bei leichter Leberstörung. Das Kind verspürt ein Völlegefühl im Bauch. Ein wichtiger Hinweis für dieses Mittel ist die charakteristische sogenannte »Landkartenzunge«, d.h. ein weißlicher Belag, der sich ablöst, um roten, dunklen und empfindlichen Stellen Platz zu machen.
Dosis: 20 Tropfen in etwas Wasser vor den beiden Hauptmahlzeiten einnehmen.

● Schmerzen beim Zahnen

Ohne in die Vorrechte und in das Gebiet des Zahnarztes eingreifen zu wollen, der mehr als wir selbst qualifiziert ist, die Zähne des Kindes zu behandeln, kann man auf alle Fälle der Mutter raten, als unterstützende Zahnbehandlung auf wenigstens zwei Mittel zurückzugreifen, mit denen sich zwei Möglichkeiten bei Zahnschmerz und verzögertem Zahnen anbieten.

Chamomilla C4 (Glob.)

Symptome: Der Zahnschmerz, der oft nachts auftritt und schwer zu ertragen ist, wird immer schlimmer nach dem Trinken von warmen Getränken. Dagegen läßt er bei kalten Getränken nach. Um noch ein besonderes Zeichen für dieses Mittel herauszustellen: Das Kind hat eine rote und heiße Backe, während die andere blaß und kalt ist. *Dosis:* Man gebe 2 oder 3 Kügelchen alle 20–30 Min.

Silicea C5 (Glob.)

Symptome: Dieses Mittel ist bei dem Kind anzuraten, das sich schlecht entwickelt, mager und rachitisch ist, das Gehen langsam erlernt und unter Zahnfleischeiterung leidet. *Dosis:* 3 Kügelchen 3mal pro Tag außerhalb der Mahlzeiten.

• Durchfall

Das eventuelle Auftreten von flüssigen und gehäuften Stühlen beim Kind kann verschiedene Ursachen erkennen lassen, von denen wir uns nur auf drei beschränken wollen unter den gewöhnlichsten, die durch die Anwendung eines der unten skizzierten Mittel in Ordnung gebracht werden können.

Auf alle Fälle und besonders beim ganz jungen Kind, bevor diese Störung chronisch wird, ist es wichtig, durch den zugezogenen Arzt eine aktive Behandlung einzuleiten, um das Auftreten von ernsteren Störungen zu vermeiden, im besonderen die Austrocknung der Gewebe und die choleraähnlichen Symptome.

Aethusa cinapium C4 (Glob.)

Symptome: Dieses Mittel ist angezeigt bei dem Kind, das unter einer Milchunverträglichkeit leidet, die Milch alsbald erbricht, wenn es sie getrunken hat. Die Stühle sind wässerig, grünlich, dickflüssig, von Koliken begleitet und gefolgt von einem Zustand der Schwäche mit Schläfrigkeit. Es kann dabei ein fieberhafter Zustand mit kaltem Schweiß bestehen. Bemerkenswert ist das Fehlen von Durst und ein Bedürfnis, warm zugedeckt zu sein.

Dosis: 10 Kügelchen in einem Glas Wasser auflösen und jede halbe Stunde einen Teelöffel der Lösung einnehmen.

Arsenicum album C4 (Glob.)

Symptome: Der Durchfall, der gewöhnlich nach dem Genuß von wässerigen Früchten oder von verdorbenen Nahrungsmitteln auftritt, ist charakterisiert durch eine Entleerung von heißen, stinkenden Stühlen, kompliziert durch Erbrechen gleich nach dem Essen oder Trinken. Der kleine Kranke ist völlig erschöpft, hat Durst auf kleine Wassermengen, die aber alsbald wieder erbrochen werden.

Dosis: 10 Kügelchen in einem Glas Wasser auflösen und jede halbe Stunde einen Eßlöffel der Lösung einnehmen.

Dulcamara C4 (Glob.)

Symptome: Der Durchfall tritt in diesem Fall präzis nach einer Erkältung bei feuchtem Wetter auf oder nachdem man sich auf einen feuchten Boden gesetzt oder gelagert hat. Es ist also das Mittel des jungen Campers. Diese Störung tritt besonders im Sommer und Herbst auf. Die Stühle sind gelb und wässerig und ihrer Entleerung gehen immer Schmerzen im Bauch oder um den Nabel voraus.

Dosis: 10 Kügelchen in einem Glas Wasser auflösen. Jede Stunde einen Eßlöffel der Lösung einnehmen.

● Enteritis (Dickdarmentzündung)

Nach den vorliegenden oder geprüften Symptomen wird man unter den beiden Rubriken Koliken und Durchfall nachsehen.

● Der Schluckauf

Diese kleine reflektorische Verdauungsstörung ist trotzdem oft recht peinlich. Sie entsteht durch starken Zwerchfellkrampf, d. h. als Ursache wird eine verstärkte Luftansammlung im Oberbauchraum des Kindes angesehen.

Zwei Mittel, jeweils nach den Symptomen ausgewählt, werden diese krampfartigen Erscheinungen rasch erleichtern.

Argentum nitricum C4 (Glob.)

Symptome: Das geräuschvolle und sich immer wiederholende Aufstoßen tritt sofort nach dem Essen auf. Das betroffene Kind hat ein heftiges Verlangen nach Süßigkeiten. Es ist für gewöhnlich immer beschäftigt, die Zeit vergeht ihm zu schnell. Es möchte immer schon fertig sein, selbst wenn es noch nicht angefangen hat.
Dosis: Man nehme 3 Kügelchen alle 15–20 Min.

Stramonium C4 (Glob.)

Symptome: Dieses Mittel ist angezeigt, wenn bei dem jungen Patienten eine krampfhafte Zusammenziehung der Speiseröhre jeden Schluckvorgang verhindert und durch den Rückstoß die Aufnahme von Flüssigkeiten aller Art.
Dosis: Man nehme 3 Kügelchen jede halbe Stunde.

● Soor

Diese Erkrankung, die die Schleimhäute des Mundes und des Zahnfleisches befällt, wird durch einen Pilz hervorgerufen. Sie kann schon beim Neugeborenen auftreten.

Während man noch auf einen ärztlichen Rat wartet und Dringlichkeit gegeben ist, kann man evtl. zwei Mittel gegen diese Störung, die einen Teil des Verdauungsapparates betrifft, geben.

Mercurius cyanatus C4 (Glob.)

Symptome: Die Mundschleimhaut hat stellenweise einen dicken, grauen Belag. Die Zunge ist weiß, der Atem übelriechend.

Dosis: 10 Kügelchen in einem Glas Wasser zergehen lassen und jede Stunde einen Teelöffel der Lösung eingeben.

Borax C4 (Glob.)

Dosis: 10 Kügelchen in einem Glas Wasser auflösen und jede halbe Stunde einen Teelöffel der Lösung eingeben.

● Der verdorbene Magen

Diese oft banale Störung kann verschiedene Formen annehmen, deren bestimmte krankhafte Äußerungen in den vorausgehenden Kapiteln bei der Behandlung von Koliken und Durchfall nachgesehen werden können.

Wir fassen hier nur die Form der Magenstörung ins Auge, die nach einer zu reichlichen und zu schnell eingenommenen Mahlzeit aufgetreten ist.

Nux vomica C4 (Glob.)

Symptome: Gefühl, als läge einem ein schweres Gewicht im Magen, noch eine Stunde nach dem Essen, und begleitet von Blähungen. Der kleine Kranke gibt sich Mühe zu erbrechen, aber es gelingt ihm nur schwer, das herauszugeben, was hinuntergeschluckt wurde. Der Bauch ist gespannt, aufgetrieben und schmerzhaft.

Dosis: Man nehme 3–4 Kügelchen 3–4mal pro Tag.

● Darmparasiten

Das Kind ist oft Träger von Würmern im Verdauungsapparat. Sie bilden die Grundlage vieler krankhafter Symptome, die oft den Arzt irreführen und die Mutter beunruhigen. Anormale Müdigkeit des Kindes, ausgesprochene Nervosität, charakterliche Veränderungen, um nur die wichtigsten Äußerungen aufzuzählen.

Diese Symptome erfordern eine ärztliche Untersuchung, ebenso eine Stuhluntersuchung, die die Diagnose des zugezogenen Arztes bestätigen wird.

Ohne in diese Domäne eingreifen zu wollen und je nach der Art der Parasiten kann die Mutter dem kleinen Kranken folgendes Mittel geben.

Cina C4 (Glob.)

Symptome: Der kleine Kranke, der u. a. reizbar, launisch, unausstehlich ist, reibt sich ständig die Nase. Man stellt außerdem bläuliche Ringe um die Augen und den Mund fest. In der Nacht schläft er unruhig und knirscht mit den Zähnen. Er wacht erschreckt auf. Im Stuhlgang stellt man Spul- oder Madenwürmer (Askariden oder Oxyuren) fest.

Dosis: Man nehme 3 Kügelchen 4mal pro Tag außerhalb der Mahlzeiten.

● Erbrechen

Der Austritt des Mageninhaltes durch den Mund kann verschiedene Ursachen haben, unter denen die Acetonämie und die Magenverstimmung u. a. zu nennen sind. Sie sind schon in den entsprechenden Kapiteln behandelt worden, unter denen die Mutter nachlesen sollte. Wir wollen hier nur das Säuglingserbrechen abhandeln.

Aethusa cinapium C4 (Glob.)

Symptome: Das Baby weist totale Unverträglichkeit von Milch auf. Gleich nach der Aufnahme erbricht es große Mengen sauren Gerinnsels. Auf dieses massive Erbrechen folgt ein Zustand von Schwäche und Schläfrigkeit.

Dosis: 10 Kügelchen in einem Glas Wasser zergehen lassen und jede Stunde einen Teelöffel der Lösung eingeben.

III. Das Nervensystem

• Charakterliche Auffälligkeiten

Es ist klar, daß Störungen, die das seelische Verhalten und das Benehmen des Kindes beeinflussen, nicht durch die Eltern vernachlässigt werden dürfen, besonders wenn diese Erscheinungen tendieren, zur Gewohnheit oder besorgniserregend zu werden. Hier wird der Rat eines Psychologen in sehr vielen Fällen von Nutzen sein.

Man sollte aber auf alle Fälle auch vermeiden, ins Gegenteil zu verfallen, sich zu sehr aufzuregen und den kindlichen Launen zu große Aufmerksamkeit zu schenken. Diese entwickeln sich oft bei verwöhnten und schlecht erzogenen Kindern. Statt eines gewaltsamen Eingriffs bietet sich nur eine gute Korrektur durch ein passendes Mittel an. Aber dieser Aufgabe vollkommen gerecht zu werden, würde die Grenzen weit überschreiten, die wir uns bei Abfassung dieses vorwiegend auf die Praxis zugeschnittenen Werkes gesetzt haben.

Wir werden uns also damit zufrieden geben, unter dieser Überschrift einige brauchbare Mittel aus dem homöopathischen Arzneischatz zu empfehlen, die in diesem Fall gegeben werden können. Gelegentlich nützen sie bei gewissen psychischen Reaktionen, die eigentlich noch als normal angesehen werden können, aber für das Kind eine gewisse Behinderung darstellen und für die Eltern eine Quelle unnötigen Ärgers.

● Neigung zu launenhaftem Verhalten

Chamomilla C5 (Glob.)

Symptome: Es ist das Mittel für Kinder, die bis aufs äußerste reizbar und zänkisch sind und die es nicht ertragen können, daß man sie ansieht oder das Wort an sie richtet. Niemals zufrieden, verlangt das Kind nach einem Gegenstand, wirft ihn aber wieder weg, sobald man ihn ihm gegeben hat, und verlangt einen andern. Es ist außerdem unruhig und ungeduldig, bleibt nur ruhig, wenn man es auf dem Arm trägt oder im Wagen spazieren fährt.
Dosis: 3 Kügelchen 3–4mal pro Tag außerhalb der Mahlzeiten.

● Neigung zu krankhafter Unruhe

Borax C5 (Glob.)

Symptome: Das Kind, zu dem dieses Mittel paßt, ist ängstlich, erregbar und überempfindlich. Es zuckt beim geringsten Geräusch zusammen, schreit und protestiert, wenn man sich über es neigt, um es zu schaukeln oder zu Bett zu bringen.
Dosis: 3 Kügelchen 3–4mal pro Tag.

● Angst vor dem Gewitter

Rhododendron C4

Symptome: Die Empfindlichkeit des kleinen Patienten macht es für ihn unerträglich, elektrische Spannung in der Atmosphäre zu ertragen, wenn sie sehr erhöht ist, wie vor dem Gewitter, das es sehr fürchtet. Das Kind hat also eine krankhafte Furcht davor, vor allem vor dem Donner.
Dosis: Man gebe 3 Kügelchen jede halbe Stunde, solange die Gewitterneigung besteht.

• Neigung zu Gewalttätigkeit

Stramonium C4

Symptome: Dieses Mittel wirkt vornehmlich auf das Nervensystem, im besonderen auf die Hirnsubstanz und ist bei heftiger Gemütsbewegung und Verwirrung angezeigt. Gleichermaßen ist es in extremen Fällen, bei Neigung zu schlagen, beißen und zu zerreißen, angezeigt.

Dosis: 3 Kügelchen 3–4mal pro Tag außerhalb der Mahlzeiten.

Anmerkung: Um diese kurze Studie über bestimmte charakterliche Störungen im Kindesalter zu vervollständigen, haben wir ein besonderes Kapitel den psychischen Erscheinungen gewidmet, die während der Schulzeit auftreten können.

Wir verweisen hierfür die Mutter auf den vierten Teil dieses Buches »Das Kind in der Schule«.

• Krämpfe

Beim kleinen Kind ist das Auftreten unwillkürlicher Kontraktionen (Zusammenziehen) der Gliedmaßen geeignet, die Umgebung zu alarmieren oder zu erschrecken. In der Tat läßt diese Erscheinung den Ausbruch einer ernsten Erkrankung befürchten, deren dringende Behandlung durch den Arzt sich nach der Ursache richten muß. Solange man auf sein Erscheinen wartet, kann man zur Sofortbehandlung folgendes Mittel anwenden.

Cicuta virosa C4 (Glob.)

Symptome: Spastische Kontraktionen des ganzen Körpers mit Nackensteife und Zuckungen. Diese Erscheinungen werden hervorgerufen durch Geräusch und Berührung. Man stellt eine Erweiterung der Pupillen fest, die nicht reagieren.

Dosis: 10 Kügelchen in einem Glas Wasser auflösen und alle halbe Stunde einen Eßlöffel eingeben.

● Schlafstörungen

Der Schlaf stellt für den jungen Menschen das wertvollste Unterpfand seiner guten physischen Gesundheit und einer gut ausgeglichenen Stimmungslage dar. Es ist also wichtig, diese Phase der Ruhe und Regeneration zu berücksichtigen und uneingeschränkt zu erhalten. Die Störungen, die diese normale, physiologische Phase verändern können, lassen sehr viele, physische wie psychische Ursachen erkennen. Sie sollten den bei dieser Gelegenheit zu Rat gezogenen Arzt zu einer Klärung veranlassen, um dann entsprechend der erkannten Ursache die Behandlung einzuleiten. Für eine spezielle Kenntnis des besonderen Mechanismus der Schlaflosigkeit, einer Störung, die sich mehr und mehr ausbreitet, sogar im jugendlichen Alter verweisen wir die Leser auf unser schon erwähntes Werk, das diese Frage ausführlicher behandelt.

Für uns kommt es natürlich nicht in Frage, dem kleinen Schlafgestörten chemische Schlafmittel zu verabreichen, die eine Quelle der Vergiftung sind, noch verstärkt durch das Risiko der Gewöhnung, vor allem bei Überdosierung.

Wir haben einfach aus dem Schatz der homöopathischen Mittel bestimmte ausgewählt. Sie können je nach dem Charakter der Schlaflosigkeit gegeben werden oder die störenden Erscheinungen erleichtern, die einen unruhigen Schlaf provozieren.

● Unruhe

Ignatia C5 (Glob.)

Symptome: Der Schlaf ist leicht, und das einschlafende Kind wird durch Zuckungen der Glieder gestört. Dieser Schlaflosigkeitstyp kann im Gefolge von kleinen Kümmernissen und Sorgen auftreten.

Dosis: 4–5 Kügelchen eine Stunde vor dem Zubettgehen eingeben.

Kalium bromatum C3 (Glob.)

Symptome: Nächtliche Unruhe und Ängstlichkeit mit Schlaflosigkeit.

Dosis: Abends 5 Kügelchen in 1/4 Glas Wasser aufgelöst einnehmen.

● Alpdruck

Chamomilla C4 (Glob.)

Symptome: Im Schlaf wird das Kind eine Beute des Alpdrucks, weint und schreit. Es ist ängstlich und schläft oft mit weit offenen Augen.

Dosis: 4–5 Kügelchen eine Stunde vor der Schlafenszeit eingeben.

● Zähneknirschen

Cina C4 (Glob.)

Symptome: Im Laufe der Nacht knirscht das Kind, das gewöhnlich auf dem Bauche schläft, mit den Zähnen. Es ist erregt und springt heftig hoch. Es stößt Schreie aus und wacht erschreckt auf. Diese nervösen Erscheinungen finden sich oft beim Vorliegen von Darmparasiten, im besonderen von Madenwürmern.

Dosis: Man gebe 5 Kügelchen eine Stunde vor der Bettruhe.

● Nächtliches Bettnässen

Plantago D3 (flüssig)

Symptome: Das Kind kann seinen Urin im Laufe der Nacht nicht zurückhalten und näßt das Bett ein.

Dosis: 10–15 Tropfen in einem halben Glas Wasser. Den Inhalt eine halbe Stunde vor der Bettruhe einnehmen.

- **Schlaflosigkeit**

Coffea D3 (flüssig)

Symptome: Das Kind schläft ruhig bis Mitternacht. Dann erwacht es plötzlich, ist erregt und will spielen.
Dosis: 10–15 Tropfen in einem halben Glas Wasser, den Inhalt in kleinen Schlucken austrinken.

- **Schlafwandeln**

Silicea C5

Symptome: Dieses Mittel ist angezeigt bei körperlich schwachen Kindern, bei denen Störungen im Aufbau einen bestimmten Entwicklungsstopp verursachen. Ihr Schlaf ist unruhig. Sie erheben sich in der Nacht und gehen im Schlaf spazieren, bis sie sich schließlich wieder hinlegen.
Dosis: Man gebe 3 Kügelchen 3mal pro Tag außerhalb der Mahlzeiten.

IV. Haut und Hornhautgebilde

Man hat mit gutem Recht gesagt, daß die Haut der Spiegel der Gesundheit ist. Diese Umhüllung des menschlichen Körpers spiegelt in irgendeiner Form die biologische Situation des Trägers wider. Ihr Aussehen, Farbe, Wärmezustand, Feuchtigkeitsverhältnisse, Trockenheit verändern sich mit den pathologischen Erscheinungen, unter denen der Patient leidet. Ihre Erkennung und die klinische Deutung dieser Veränderungen erlauben in vielen Fällen für den, der zu beobachten versteht, eine Diagnose.

Wir wiederholen dies nur zur Erinnerung und vor allem um der Bedeutung willen, die man diesen Hauterscheinungen beimessen muß. Das gleiche gilt übrigens auch für die Hornhautgebilde, das

sind Haare und Nägel, die gleichermaßen in Mitleidenschaft ge-
zogen sein können und so auf die Krankheit hinweisen.

In dem Kapitel, in dem wir jetzt dieses Organ und seine Anhangs-
gebilde behandeln, wollen wir nur die gängigsten Störungen ins Auge
fassen, die nicht immer einen ärztlichen Rat verlangen.

● Lidrandentzündung

Die Entzündung der Augenlider kann einfach durch mangelnde
Sauberkeit der Hände verursacht sein, und folglich muß man dann
nur lokal für strikte Hygiene Sorge tragen. Tatsächlich kann eine
rachitische Erkrankung bei dem kleinen Kranken zugrundeliegen,
besonders wenn sich gleichzeitig eine Lymphdrüsenschwellung am
Hals oder in der Leistengegend zeigt. Als Notmaßnahme, bis man
den ärztlichen Rat eingeholt hat, wird man auf ein besonders wirk-
sames Mittel für diese Affektion zurückgreifen.

Euphrasia C4 (Glob.)

Symptome: Die Augenlider sind verkrustet, brennen und sind
morgens beim Erwachen verklebt. Die Augen tränen, und der
Tränenfluß reizt. Gleichzeitig kann man bei dem Kind eine Licht-
überempfindlichkeit feststellen.
Dosis: Jede Stunde 2 Kügelchen eingeben.

Man beachte: Außer dieser innerlichen Behandlung sollte
man der Mutter raten, Augenlider und Augen des kleinen
Kranken mit einem mit Kamillelösung o.ä. getränkten Watte-
bausch abzuwaschen.

● Verbrennungen

Wir werden in diesem Abschnitt nur auf die Verbrennungsfälle eingehen, die keine schweren Konsequenzen mit Schockzustand usw. nach sich ziehen.

Zwei Gesichtspunkte müssen in dieser Rubrik beachtet werden: Die banale Verbrennung ohne Blasenreaktion der Haut und die tiefere Verbrennung mit Blasenbildung.

Man darf in jedem Fall nicht vergessen, daß die Schwere einer Verbrennung nicht nur von der Tiefe ihrer Verletzung, sondern auch von ihrer Ausdehnung abhängt.

● Einfache Verbrennungen

Unabhängig von der lokalen Behandlung und immer nach den vorliegenden Symptomen ausgerichtet, hat die Mutter die Auswahl zwischen zwei Medikamenten.

Apis mellifica C 4 (Glob.)

Symptome: Der Hautbezirk, der von der Verbrennung betroffen ist, ist leicht geschwollen, ohne daß sich richtige Blasen gebildet hätten. In diesem Bezirk stellen sich heftige zunehmende Schmerzen ein, die durch kühle Anwendungen gelindert werden.
Dosis: Man nehme 3 Kügelchen, alle zwei oder drei Stunden.

Urtica urens D3 (flüssig)

Symptome: In diesem Falle ist die Verbrennung oberflächlich und von Juckreiz begleitet, der an Brennesselstiche erinnert.
Dosis: 20 Tropfen in einem Glas Wasser. Alle halbe Stunde einen Teelöffel voll der Lösung einnehmen.

● Verbrennungen mit Blasenbildung

Cantharis C 4 (Glob.)

Symptome: Die Verbrennung wird durch eine kochende Flüssigkeit hervorgerufen. Auf der Haut entstehen juckende und brennende Blasen. Kühle Anwendungen vermögen die Schmerzen zu lindern.
Dosis: 10 Kügelchen in einem Glas Wasser auflösen und jede halbe Stunde einen Teelöffel voll einnehmen.

Rhus toxicodendron C 4 (Glob.)

Symptome: Die Haut ist gerötet und mit brennenden Blasen bedeckt. Aber im Gegensatz zu dem vorausgehenden Mittel verstärken kühle Anwendungen noch die Schmerzempfindung, so daß in diesem Fall eher durch Wärme Beruhigung eintritt.
Dosis: 10 Kügelchen in einem Glas Wasser zergehen lassen und alle halbe Stunde einen Teelöffel voll eingeben.

Man beachte: Im einen wie im andern Fall wird man örtlich *Calendulasalbe* auftragen und die Haut mit einem Klebeverband gegen die Außenluft schützen.

● Quetschungen

Ein Stoß oder Fall können Konsequenzen verschiedener Schweregrade haben. Man sollte immer ärztlichen Rat einholen, damit nicht ernstere innere Verletzungen übersehen werden.
Solange man noch auf den Arzt wartet und in einfacher gelagerten Fällen kann man sich mit einem spezifischen Mittel helfen.

Bellis perennis D 3 (flüssig)

Symptome: Nach einem Stoß oder Schlag fühlt sich das Kind matt und verlangt zu ruhen. Der betroffene Bezirk ist empfindlich, wenn

nicht schmerzhaft und weist Blutergüsse auf, die man nicht berühren kann, ohne eine bestimmte Empfindlichkeit auszulösen.
Dosis: 10–15 Tropfen auf ein Glas Wasser. Jede halbe Stunde einen Teelöffel voll eingeben.

> *Man beachte:* Auf die gequetschte Region sollte man feucht-warme Kompressen auflegen, die mit 20 Tropfen Calendula-essenz getränkt sind.

- **Milchschorf** siehe unter Impetigo

- **Kindliches Ekzem**

Unabhängig von der Anordnung des zugezogenen Kinderarztes für eine besser angepaßte Diät hat die Mutter nach den festgestellten oder geprüften Symptomen die Wahl zwischen zwei Mitteln. Auf keinen Fall darf man Antibiotika geben oder Salben anwenden, die die Affektionen zurückgehen lassen.

Tatsächlich kann diese Hauterscheinung als ein Weg der Ausscheidung organischer Giftstoffe (Toxine), also als ein Heilungsvorgang, angesehen werden. Wir haben dafür im betreffenden Abschnitt über diese Krankheit berichtet.

Berberis C4 (Glob.)

Symptome: Das Ekzem vom trockenen Typ befällt besonders die Handrücken und die Gesäßbacken. Das Kind empfindet Brennen und Jucken, was durch Kratzen verschlimmert, aber durch örtliche, kühle Anwendungen gelindert wird.
Dosis: Man nehme 3 oder 4 Kügelchen pro Tag außerhalb der Mahlzeiten.

Petroleum C4 (Glob.)

Symptome: Das Ekzem vom feuchten Typ zeigt sich als kleine, brennende und juckende Bläschen, besonders in der Nacht. Sie sondern Feuchtigkeit ab und bilden schließlich gelbliche Krusten.
Dosis: Man nehme 3 oder 4 Kügelchen 4mal pro Tag außerhalb der Mahlzeiten.

● **Frostbeulen**

Diese entzündliche Veränderung, die besonders die Gliedmaßenenden betrifft, wird durch Kälte hervorgerufen. Aber sie breitet sich auf einem besonders dafür disponierten Bezirk beim Kind aus, wenn bestimmte Vitamine, besonders das D-Vitamin, fehlen.
Die auslösenden Ursachen sollten, soweit notwendig, durch den Arzt festgestellt werden. Man kann der Mutter ein hier angezeigtes homöopathisches Mittel empfehlen.

Agaricus C4 (Glob.)

Symptome: Die betroffenen Gliedmaßen, die rot und geschwollen sind, brennen und jucken, als wären sie von Tausenden von Eisnadeln gestochen.
Dosis: Man nehme 3 Kügelchen 3mal pro Tag außerhalb der Mahlzeiten.

● **Säuglingserythem**

Beim Säugling, der zu lange Kontakt mit durch Urin- und Stuhlausscheidungen beschmutzten Windeln hat, kann ein Ausschlag am Gesäß auftreten. Unabhängig von der Sorge für die lokale Sauberkeit kann man der Mutter zu folgender Behandlung raten.

Arsenicum album C4 (Glob.)

Symptome: Die Haut ist rot, brennend wie Feuer und schuppig. Die kleinen Schuppenlamellen lösen sich leicht von der Hautoberfläche.
Dosis: 10 Kügelchen in einem Glas Wasser auflösen und jede Stunde einen Teelöffel der Lösung eingeben.

| *Man merke:* Örtlich die gereizte Haut mit Puder behandeln.

● **Furunkulose**

Um eine Entzündung der Follikel an den Haarbalgdrüsen durch den Staphylokokkus mit Eiteransammlung zu vermeiden, hat man die Wahl zwischen zwei Mitteln, soweit die Furunkel in geringem Ausmaß auftreten.

Hepar sulfuris C5 (Glob.)

Symptome: Ungesunde Haut des jungen Patienten, jede Verletzung, auch die kleinste, neigt dazu, zu eitern. Der lokale Schmerz wird durch warme Anwendungen gelindert. Die Entleerung zeigt Blutbeimengung und strömt einen Geruch nach altem Käse aus.
Dosis: 3 Kügelchen 3–4mal pro Tag außerhalb der Mahlzeiten einnehmen.

Myristica sebifera C4 (Glob.)

Symptome: Dieses Mittel fördert die Bildung des Eiterkerns und bewirkt die Öffnung der Eitertasche. Seine Wirkung kann mit der Inzision (Einschnitt) verglichen werden, ohne deren Nachteile zu haben (»homöopathisches Messer«).
Dosis: 3 Kügelchen 3–4mal pro Tag außerhalb der Mahlzeiten einnehmen.

> *Man beachte:* Vor der Öffnung der Furunkel kann man örtliche Auflagen von Abszeßsalbe (z.B. Ichthyol), nach der Öffnung zur besseren Verheilung eine Heilsalbe (z.B. Calendula) verwenden.

● Impetigo

Diese Hautaffektion, durch Streptokokken oder Staphylokokken verursacht, ist sehr ansteckend, wenn das Kind die Schule besucht. Sie zeigt sich durch Pusteln, die eintrocknen und schließlich dicke, gelbliche Krusten bilden.

Zwei Mittel, jeweils nach den Symptomen ausgewählt, sind in diesem Fall von Nutzen.

Antimonium crudum C4 (Glob.)

Symptome: Das Kind, das u.a. fettleibig und jähzornig ist, zeigt nässende Hautbläschen, mit Brennen und Jucken verbunden, besonders nachts. Die Krusten, die sich ablösen, sind dick, hart und honigfarben.

Dosis: Man gebe 3 Kügelchen 3–4mal pro Tag außerhalb der Mahlzeiten.

Mezereum C4 (Glob.)

Symptome: In diesem Fall wird die Hautentzündung durch Geschwüre kompliziert mit eitriger Sekretion und gelblichen Krusten. Die Bläschen, welche die betroffene Stelle umgeben, brennen und jucken.

Dosis: Man gebe 3 Kügelchen 3–4mal pro Tag außerhalb der Mahlzeiten.

• Nägel

Der hornige Teil, der das Ende der Finger oder Zehen deckt, kann bestimmte Veränderungen in Farbe und Struktur zeigen, die oft ein bestimmtes diagnostisches Interesse haben, daher sollte man wenigstens einige Aufmerksamkeit dafür haben.

Bei dem jungen Patienten werden wir uns nur auf vier Typen klinischer Erscheinungen beschränken. Die Ernährung des Nagels selbst (weiße Flecken, brüchige Nägel) kann interessant sein, dann ein durch Mikroben hervorgerufenes Krankheitsbild (in Form des Panaritiums (Fingereiterung), schließlich das Nagelbeißen, das oft in der Kindheit auftritt.

• Weiße Flecken

Eine der wichtigsten Ursachen für das Auftreten weißlicher Streifen auf der Nageloberfläche weist auf die Entkalkung des jugendlichen Organismus hin. Man kann dieses Auftreten unmittelbar nach einer infektiösen Erkrankung beobachten. Daher rät man zu einem kalk-bildenden Mittel:

Calcium carbon. Hahnemanni D6 (Tabl.)

Dosis: 2–3mal pro Tag vor den Hauptmahlzeiten einnehmen.

• Brüchige Nägel

Man kann hier nur wiederholen, was im vorhergehenden über Ursache und Behandlung gesagt wurde.

● Nägelkauen (Onychophagie)

In sehr vielen Fällen kann diese Erscheinung, die Neigung zum Kauen an den Nägeln, unter die charakterlichen Störungen des Kindes eingeordnet werden und gehört dann in psychotherapeutische Behandlung.

Auf alle Fälle und um den Spezialisten in seinen Bemühungen zu unterstützen, wird man zu einem Mittel raten, das sich besonders auf den psychischen Zustand des Kindes wirkt und die Heilung dieser Störungen fördert.

Barium carbonicum C5 (Glob.)

Symptome: Das Kind, dem dieses Mittel gegeben werden soll, ist insgesamt physisch und psychisch zurückgeblieben. Es ist langsam im Begreifen und Behalten. Auf der körperlichen Seite sind das Vorliegen einer chronischen Mandelvergrößerung und eine extreme Kälteempfindlichkeit zu vermerken.

Dosis: Man gebe 3 Kügelchen 3–4mal pro Tag außerhalb der Mahlzeiten.

● Panaritium (Fingereiterung)

Diese eitrige Enzündung unter dem Nagel oder im Nagelfalz erfordert genau dieselbe Behandlung wie die unter Furunkolose angegebene. (Dort nachsehen.)

● Gerstenkorn

Diese kleine furunkulöse Entzündung hat ihren Sitz an den Augenlidern und neigt zu Rückfällen.

Eine homöopathische Behandlung läßt sich leicht durchführen und führt schnell zum Ziel.

Staphisagria C 4 (Glob.)

Symptome: Der innere Lidwinkel ist der Sitz entzündlichen, jukkenden Ausbruchs mit der Bildung eines kleinen Abszesses.
Dosis: Man nehme 3 Kügelchen alle 3 Stunden.

Merke: Man wasche 2mal pro Tag das betroffene Auge mit Kamillenlösung.

• Insektenstiche

Im Sommer wird das Kind, das auf den Feldern oder in ihrer Umgebung spielt, oft von Bienen, Hornissen oder Wespen gestochen. Ein Mittel sollte sofort gegeben werden, besonders wenn es sich um einen Stich im Bereich von Mund oder Rachen handelt und man die Folgen nicht kennt, die dramatisch sein können.

Apis mellifica C 4 (Glob.)

Symptome: Haut und Schleimhäute schwellen am Ort des Stiches mit brennenden Schmerzen an. Ödem des Zäpfchens und der Zunge mit Anzeichen der Erstickung.
Dosis: Man nehme 3 Kügelchen jede Viertelstunde.

Man beachte: Außer dieser innerlichen Behandlung und wenn der Stich auf der Hautoberfläche ist, macht man einen örtlichen Aufschlag mit Calendulaessenz, indem man 10 Tropfen auf eine sterile Kompresse träufelt. Befindet sich der Stich im Rachen, sollte man sofort 20 Tropfen desselben Mittels in den Mund des kleinen Patienten träufeln.

● Warzen

Diese kleinen, gutartigen Hautwucherungen, die aus einer unge-
hemmten Vermehrung der Papillen in der Hautoberfläche hervor-
gehen, betreffen besonders das Gesicht und die Hände.
Nach dem besonderen Charakter der Warze wird man die Wahl
zwischen zwei Mitteln haben.

Thuja C4 (Glob.)

Symptome: Die Warze von mittlerer Größe brennt und ist feucht.
Sie juckt und löst sich leicht ab.
Dosis: Man nehme 3 Kügelchen 2mal pro Tag außerhalb der
Mahlzeiten.

Acidum nitricum C4 (Glob.)

Symptome: Die Warze findet sich auf dem Handrücken, ist breit,
gezackt, gestielt und näßt. Außerdem hat sie die Neigung, zu bluten,
wenn man sie wäscht.
Dosis: Man nehme 3 Kügelchen 3mal pro Tag außerhalb der
Mahlzeiten.

Man beachte: 2mal pro Tag bringe man örtlich einige Tropfen
Thuja-Urtinktur (flüssig) auf die Warze auf.

● Vulvovaginitis (Scheidenentzündung) der kleinen Mädchen

Oft tritt als einfache örtliche Folge des Mangels an Sauberkeit
und Hygiene schließlich diese äußerliche Entzündung der Ge-
schlechtsorgane auf. Um die Heilung zu beschleunigen, wird man
ärztlichen Rat einholen und dazu ein geeignetes Mittel hinzufügen.

Hydrastis C 4 (Glob.)

Symptome: Jucken der Schamlippen mit reizendem und klebrigem Ausfluß.

Dosis: Man nehme 3mal pro Tag 3 Kügelchen außerhalb der Mahlzeiten.

V. Fieber und fieberhafte Ausschläge

Jede Erhöhung der Temperatur über das Normale hinaus, die das Thermometer anzeigt, die sich aber schon durch ein Zusammenspiel kleiner Zeichen erkennen läßt, wird begreiflicherweise die Mutter beunruhigen. Sie muß aber noch kein Grund sein, sich über die Maßen zu ängstigen.

Man sollte tatsächlich nie vergessen (und wir sind in einem früheren Kapitel schon darauf eingegangen), daß diese Erscheinung als ein zweckmäßiges Mittel der Abwehr gegen einen mikrobiologischen Angriff anzusehen ist, also wie ein organischer Reinigungsprozeß mit Reaktionen, die um so heftiger sind, je kräftiger das Kind ist.

Sicherlich sollte die Temperatur in angemessenen Grenzen bleiben, um die mit einer langdauernden übermäßig hohen Temperatur zusammenhängenden Unannehmlichkeiten herabzusetzen, die übrigens auch das Zeichen für den Beginn einer ernsteren Affektion sein kann.

Bestimmte homöopathische Mittel, die immer nach den charakteristischen Zeichen ausgewählt und in diesem Kapitel erläutert werden, bringen dem kleinen Kranken schnell eine Beruhigung der Fieberattacken.

Selbstverständlich sollte, wenn die klinischen Symptome trotz der Behandlung weiter bestehen, ärztlicher Rat eingeholt werden, denn die Ursachen für Fieberattacken sind mannigfach, und sie können oft von der Mutter und der Umgebung nicht erkannt werden.

Unter dieser Überschrift haben wir banale Fieberausbrüche zusammengefaßt, gleichfalls die Therapie. Sie treten in der Kindheit häufig auf und sind auch als Versuche eines organischen Reinigungsprozesses anzusehen.

• Das Fieber

Bei jedem Fieberausbruch, und sogar bevor die wahre Ursache entdeckt, hat man die Wahl zwischen zwei Mitteln nach den vorliegenden Zeichen oder nach dem, was sich bei dem kleinen Kranken zeigt.

Man wird so vermeiden, seine Zuflucht bei den fiebersenkenden, klassischen Mitteln zu suchen und bei den Antibiotika, die oft schlecht vertragen und ohne Anlaß verordnet werden.

Aconitum C 4 (Glob.)

Symptome: Das Fieber tritt für gewöhnlich auf, wenn das Kind einem trockenen Frost oder dem Nordwind ausgesetzt war. Es ist also ein Wintermittel. Das Gesicht ist rot, die Haut brennend und trocken. Das Kind ist erregt und fröstelt bei der geringsten Bewegung. Es ist außerdem durstig und verlangt große Mengen kalten Wassers. Schließlich ist der Puls rasch und hart.

Dosis: 10 Kügelchen in einem Glas Wasser zergehen lassen und jede Stunde einen Eßlöffel der Lösung eingeben.

Belladonna C 4 (Glob.)

Symptome: Die Indikationen für dieses Mittel beruhen auf folgenden Zeichen: Das Kind ist niedergeschlagen. Die Haut ist brennend heiß und strahlt die Hitze schon auf Entfernung aus. Aber im Gegensatz zu dem vorhergehenden Fall ist sie durch einen starken Schweißausbruch feucht. Der fieberhafte Zustand kann in bestimmten Fällen bis zu einem Delirium (Verwirrungszustand) führen. Schließlich ist das Fehlen von Durst bemerkenswert.

Dosis: Man lasse 10 Kügelchen in einem Glas Wasser zergehen und gebe jede Stunde einen Eßlöffel der Lösung.

● Fieberhafte Ausschläge

Wir haben nicht die Absicht, in diesem Buch erschöpfend die Behandlung aller fieberhaften Ausschläge zu geben, die das Kind befallen können und die in ihrer Gesamtheit ebensosehr auch als Abwehrreaktion des jungen Menschen gegen ererbte, pathologische Einflüsse angesehen werden können.

Auf alle Fälle kann man, wenn die ersten leichten Symptome der Mutter Angst einjagen bzw. der oder jener Ausschlag, noch dazu in einem ansteckungsgefährdeten Milieu, ausbricht, zu einigen einfachen Mitteln (das sind tatsächlich oft die wirksamsten) greifen, bis der Arzt kommt.

● Ziegenpeter (Mumps)

Diese ansteckende Krankheit, die durch ein aktives Virus hervorgerufen wird, äußert sich in einer akuten, entzündlichen Schwellung der Ohrspeicheldrüsen. Deren Umfang vergrößert sich, wodurch das Kind einen charakteristischen Gesichtsausdruck bekommt.

Zwei Mittel können zu gleicher Zeit bei den ersten Erscheinungen gegeben werden.

Belladonna C 4 (Glob.)

Symptome: Schmerzhafte Anschwellung der Ohrspeicheldrüsen. Die Gesichtshaut ist brennend und glasig. Die Temperatur ist erhöht und das Kind abgeschlagen.

Dosis: 10 Kügelchen in einem Glas Wasser auflösen und stündlich einen Eßlöffel eingeben.

Mercurius solubilis C 4 (Glob.)

Symptome: Schmerzhafte Schwellung der Ohrspeicheldrüsen. Der kleine Kranke produziert reichlich Speichel, und die angeschwollene Zunge weist Zahneindrücke auf. Das starke Schwitzen bringt keinerlei Erleichterung.

Dosis: 10 Kügelchen in einem Glas Wasser auflösen. Jede Stunde einen Eßlöffel der Lösung eingeben.

• Masern

Ebenfalls eine ansteckende Erkrankung, die durch Ausbruch von kleinen roten Flecken auf der Hautoberfläche charakterisiert ist. Wie im vorigen Fall kann die Mutter bei den ersten Symptomen ihre Hilfe in zwei Notfallmitteln suchen.

Aconit C4 (Glob.)

Symptome: Die Haut ist heiß, brennend. Sie zeigt einen Ausschlag von groß- oder kleinfleckiger Hautrötung mit normaler Haut dazwischen. Das Fieber äußert sich mit Frösteln. Das Kind ist aufgeregt und oft sogar ängstlich. Es hat Durst auf große Mengen kalten Wassers.

Dosis: 10 Kügelchen in einem Glas Wasser auflösen und jede Stunde einen Eßlöffel der Lösung eingeben.

Euphrasia C4 (Glob.)

Symptome: Dieses Mittel ist dann angezeigt, wenn das Kind ständig weinerlich und aufgeregt ist. Seine Augenlider sind entzündet und brennen. Gleichzeitig kann es einen wässerigen Nasenfluß haben.

Dosis: 10 Kügelchen in einem Glas Wasser auflösen und stündlich einen Eßlöffel der Lösung geben.

Man beachte: In einem Milieu mit Ansteckungsgefahr und vor Ausbruch des Ausschlages wird man dem Kind als vorbeugende Maßnahme eine einzige Dosis *Morbillinum* C7 abends vor dem Schlafengehen geben.

• Scharlach

Diese fieberhafte, durch Erreger hervorgerufene Erkrankung kann ernste Komplikationen von seiten der Ohren haben in Form von Mittelohrentzündung oder von seiten der Nieren als akute Nierenentzündung. Sie muß also selbstverständlich von einem Arzt überwacht werden.

Aber solange man noch auf dessen Eintreffen warten muß und beim Erscheinen der verdächtigen Zeichen einer akuten Angina, besonders im ansteckenden Milieu, wird man auf die für diese Krankheit angezeigten Mittel zurückgreifen. (Siehe unter *Angina.*)

• Windpocken

Dieser Ausschlag wird durch ein Virus hervorgerufen und ist sehr ansteckend: Anfangs durch rote Flecken charakterisiert, folgen sehr viele Bläschen, die im Verlauf von ca. 10 Tagen wieder verschwinden. Die Mutter kann mit zwei Mitteln die Entwicklungsperiode dieser Krankheit abkürzen, die übrigens keine besondere Gefährlichkeit in sich birgt.

Belladonna C4 (Glob.)

Symptome: Dieses Mittel wird im ersten Krankheitsstadium angewandt. Rote Haut mit erythematösen Flecken, plötzlicher Ausbruch.

Dosis: 10 Kügelchen in einem Glas Wasser auflösen. Stündlich einen Eßlöffel der Lösung eingeben.

Rhus toxicodendron C4 (Glob.)

Symptome: Es ist das Mittel für das darauffolgende Stadium. Ausbruch von Bläschen, die brennen und jucken. Das Kind muß sich kratzen.

Dosis: 3 Kügelchen zweistündlich im Laufe des Tages einnehmen.

VI. Allgemeinzustand

In diesem Abschnitt wollen wir unter dieser Überschrift einige kleinere Beschwerden oder krankhafte Zustände ohne größere Bedeutung einordnen. Sie konnten in der Aufstellung der in den vorhergehenden Kapiteln besprochenen Krankheiten keinen Platz mehr finden. Es handelt sich hier einmal nur um eine besondere Anfälligkeit im Allgemeinzustand des Kindes. Aber diese Zustände können auch der Ausdruck einer ernsteren Krankheit sein, die dann in jedem Fall ärztlichen Rat erfordert.

Im Verlauf dieser Ausführungen raten wir der Mutter nur zu einigen homöopathischen Mitteln, die in bestimmten Fällen dazu dienen könnten, eine schnelle Besserung der festgestellten oder geprüften Symptome bei dem kleinen Kranken zu erreichen oder schließlich eine therapeutische Ergänzung zu dem, was der zugezogene Kinderarzt angeraten hat, bilden könnten.

● Rekonvaleszenz

Siehe unter *Erschöpfung, Müdigkeit*

● Wachstumsstörungen

Die fortschreitende Entwicklung des Kindes kann sich verzögern, wobei bestimmte Schmerzen im Bereich der Knochenepiphysen auftreten, die man als Wachstumsschmerzen bezeichnet.

Es gibt zahlreiche Ursachen für das eine und andere dieser Krankheitsbilder, und oft liegen Drüsenstörungen zugrunde. Sie erfordern eine spezialärztliche Behandlung. Bevor sie anläuft und je nach dem vorliegenden Fall sind einige homöopathische Mittel speziell angezeigt.

Man hat nach den festgestellten Symptomen die Wahl zwischen zwei Mitteln:

Calcium carbonicum C5 (Glob.)

Symptome: Das Kind, auf das dieses Mittel paßt, hat einen dicken Bauch und einen großen Kopf, oft ist es nachts in Schweiß gebadet. Diese Schweiße haben einen scharfen Geruch, und auch die Ohren sind feucht. Gehen lernt es nur langsam, seine Haut ist weiß und kreidig, und seine Mandeln sind vergrößert.
Dosis: Man gebe 3 Kügelchen 3mal pro Tag.

Natrium muriaticum C5 (Glob.)

Symptome: Dieses Mittel paßt am besten zu einem mageren Kind mit langsamer Entwicklung. Es ist gewöhnlich niedergedrückt, sucht die Einsamkeit, ist leicht schlecht gelaunt und leidet unter typischen Kopfschmerzen, als ob der Kopf durch heftige Hammerschläge getroffen würde.
Dosis: Man gebe 3 Kügelchen 3mal pro Tag.

• Wachstumsschmerzen

In diesem Fall wird man, ehe man notfalls ärztlichen Rat einholt, zu einem Mittel greifen, das in der Entwicklung über das Knochengewebe wirksam wird.

Calcium phosphoricum C5 (Glob.)

Symptome: Die Knochenschmerzen ziehen hin und her, sind drückend und mit einem Gefühl von Steifheit im Hals und in den Muskeln verbunden. Außerdem nehmen diese Schmerzen bei kaltem und feuchtem Wetter zu. Vom Bewegungsvermögen aus gesehen, kann das Kind keine Treppe steigen, ohne dabei zu klagen.
Dosis: Man gebe 3 Kügelchen 3mal pro Tag.

• Entkalkung

Die Verminderung des Kalkspiegels im Organismus des Kindes zeigt sich durch eine Reihe von Symptomen wie Müdigkeit, abnorme Neigung zum Frösteln, psychische Erregbarkeit, alles Zeichen, die der Kinderarzt für eine angemessene Behandlung interpretiert.

Die Mutter wird, wenn sie die Nägel ihres Kindes betrachtet, im Fall einer Entkalkung weiße Flecken im verhornten Teil feststellen. Unabhängig von einer Diät, die reich an Kalzium und Mineralsalzen ist und durch den Arzt angeordnet wird, wird sie dem Kinde durch die regelmäßige Gabe von folgendem Mittel einen guten Dienst erweisen.

Calcium compositum trit. C3 (Pulver)

Dosis: Man gebe 2–3 Messerspitzen des Pulvers vor den zwei Hauptmahlzeiten.

• Müdigkeit

Dieses unerfreuliche Gefühl der Ermattung tritt beim Kind unter bestimmten Umständen auf, wie nach übermäßigen Anstrengungen körperlicher Art, Überforderung in der Schule, nervöse Spannung, zu schnelles Wachstum, als Folge von Infektionskrankheiten usw.

Wenn dieser Zustand anhält, wird die Mutter ärztlichen Rat einholen. Wir begnügen uns hier, auf zwei Mittel hinzuweisen, die in allen vorerwähnten Fällen und immer nach den festgestellten Symptomen ausgesucht, eine wertvolle Hilfe für den kleinen müden Patienten darstellen.

Alfalfa D1 (flüssig)

Symptome: Kopfschwere, besonders betroffen der Hinterkopf. Schlechter Appetit mit starkem Durst. Verlangen nach Zucker. Schlechter Schlaf.

Dosis: Man gebe 20 Tropfen in etwas Wasser vor den zwei Hauptmahlzeiten.

Avena sativa D1 (flüssig)

Symptome: Allgemeine Tonusschwäche mit Schlaflosigkeit. Nervöse Erschöpfung und Schwäche nach fieberhaften Infektionen. Kopfschmerzen mit Brennen in der Scheitelgegend, die sich nach dem Nacken erstrecken.
Dosis: 20 Tropfen vor den zwei Hauptmahlzeiten.

● Verzögerter Fontanellenschluß

Die Zwischenräume zwischen den Schädelknochen benötigen mitunter lange Zeit, bis sie sich schließen und bei dem Kleinkind die Knochenbildung des Schädels vollenden.
Im Hinblick auf eine Beschleunigung der Knochenbildung in diesem Körperteil wird man folgendes Mittel empfehlen.

Silicea C5 (Glob.)

Symptome: Das Kind, für das dieses Mittel angemessen ist, ist mager und rachitisch. Es schwitzt leicht am Kopf, dessen Umfang vergrößert ist und dessen Fontanellen offen bleiben. Außerdem lernt das Kind das Gehen nur langsam. Es ist erregbar, starrköpfig und zuckt beim geringsten Geräusch zusammen.
Dosis: Man gebe 3 Kügelchen 3mal pro Tag.

● Drüsenschwellungen

Diese Anschwellungen, die über den Lymphgefäßen liegen, zeigen sich in Höhe des Halses, der Leistengegend und des Abdomens (Bauchraums). Ihre Volumenvergrößerung, die man durch Betasten und durch Augenschein feststellen kann, ist das Zeichen einer Abwehrreaktion des Organismus gegen einen infektiösen Zustand, sei er angeboren oder erworben.

Offensichtlich fassen wir hier nur die verborgenen Formen ins Auge, die sich ohne Temperatursteigerung entwickeln. Im entgegengesetzten Fall einer fieberhaften Drüsenschwellung wird man ärztlichen Rat erbitten, denn diese kann einer ernsteren Krankheit vorausgehen oder sie begleiten.

In einfach gelagerten Fällen sind zwei Mittel, immer nach den vorliegenden Symptomen ausgewählt, besonders angezeigt.

Drosera C 4 (Glob.)

Symptome: Schwellung der Hals- und Leistendrüsen. Häufig Gelenkschmerzen. Reizhusten durch Kitzel im Kehlkopf, sobald das Kind sich niederlegt.

Dosis: Man gebe 3 Kügelchen 3–4mal pro Tag außerhalb der Mahlzeiten.

Sulfur jodatum C 4 (Glob.)

Symptome: Die Drüsenentzündung am Hals ist allgemein von einer chronischen Mandelentzündung begleitet. Außerdem treten häufig Lippenbläschen (Herpes) auf.

Dosis: Man gebe 3 Kügelchen 3–4mal pro Tag außerhalb der Mahlzeiten.

• Impffolgen

Man könnte hier sehr viel über die heute praktizierten Impfungen sagen, und zwar über eine sehr große Skala, deren Ziel es ist, das Auftreten akuter Krankheiten, für die das Kind besonders empfänglich ist, zu vermeiden.

Das Übermaß der derzeit üblichen Impfungen bringt die Gefahr, auf die Dauer ernste Folgen nach sich zu ziehen, besonders für den Teil des jungen Organismus, der schlecht auf ihm zu unpassender

Zeit gegebene mehr oder weniger toxische Dosen von körperfremdem Eiweiß vorbereitet ist.

Zahlreiche Wissenschaftler geben übrigens heute zu, daß auf Grund der Ungewißheit über die Existenz der Mikroben, die man an ihren biologischen Eigenschaften erkennen kann, die Impfungen von der Wissenschaft heute nicht mehr gutgeheißen werden.

Jedoch, da Unkenntnis nicht vor Strafe schützt, und da man sich noch weniger dem entziehen kann, ist es vorgeschrieben, die Kinder einer Intoxikation (»Vergiftung«) zu unterwerfen, deren Risiken man nicht abschätzen oder alle Folgen kennen kann. Man wird feststellen, daß das homöopathische Arzneibuch eine Reihe von Vakzinen oder »Nosoden« kennt, um den dafür feststehenden Ausdruck zu gebrauchen. Man kann sie oral einnehmen, ihre Verordnung und Dosierung werden der Entscheidung des homöopathischen Arztes überlassen.

In jedem auf diese Weise verursachten Zustand und um die Schädigungen durch die offizielle, gesetzlich auferlegte Impfung herabzusetzen, kann man dem Kind zwei Mittel verabreichen, die je nach den beobachteten Symptomen ausgewählt, als Gegenmittel gegen Impffolgen dienen können.

Silicea C5 (Glob.)

Symptome: Dieses Mittel ist besonders angezeigt für das rachitische Kind und bei Asthmaanfällen als Folge wiederholter Impfungen.

Dosis: Man gebe 3 Kügelchen 4mal pro Tag eine Woche lang nach der Impfung.

Thuja C5 (Glob.)

Symptome: Die Hautoberfläche des Kindes, für das dieses Mittel paßt, zeigt oft Warzen. Die Nägel sind brüchig und reißen leicht ein. Man kann Drüsenschwellungen feststellen: Dieses Mittel wird also gegen die nachteiligen Folgen der Impfung verschrieben und gebraucht.

Dosis: Man gebe 3 Kügelchen 4mal pro Tag eine Woche lang nach der Impfung.

4. Das Kind in der Schule

Einführung

Die Trennung vom häuslichen Milieu, wenn auch nur für kurze Zeit, kann bei bestimmten sensiblen Kindern ein Auftreten gewisser Störungen herbeiführen, sei es körperlicher, sei es seelischer Art.

Übrigens hat man, ohne daß es besonders beachtet wurde, in letzter Zeit bei einem repräsentativen Querschnitt unserer Jugend eine regelmäßige Zunahme der Zahl von anormalen oder geistig behinderten oder wenigstens schlecht an das soziale Leben angepaßten Kindern festgestellt, u.a. durch das Schulmilieu. Das Auftreten anormaler Reaktionen hängt oft mit dem Schulbeginn zusammen. In bestimmten Fällen besteht die Gefahr, daß sie während dieses Lebensabschnittes des Kindes andauern.

Natürlich – das sei zusätzlich erwähnt – wirken sich die durch den Unterrichtenden an den Unterrichteten gegebenen Noten dabei aus, und sie sind oft der Grund für Vorwürfe oder Verständnislosigkeit von seiten der Familie. Das Kind, in seiner Entwicklung also das erste Opfer, braucht in diesem Stadium die Hilfe des Arztes, der versucht, den psychischen Gesundheitszustand des jungen Schülers wieder in Ordnung zu bringen. Noch einmal sei es betont: In diesem, im wesentlichen auf die Praxis ausgerichteten Buch beabsichtigen wir nicht, das ebenso weite wie komplexe Gebiet psychopathologischer oder somatischer Vorgänge auszuschöpfen, die die psychische und physische Gesundheit des Kindes während seiner Schulzeit beeinträchtigen können.

Wir wollen uns hier an bestimmte Aspekte der am häufigsten auftretenden Erscheinungen halten, und zwar nur im Hinblick auf ihre homöopathische Behandlung. Diese wird in der Tat, bei so einfach gelagerten Fällen, wie wir sie in diesem Teil des Buches geschildert haben, empfindlich genug sein, um eine psychologische Umerziehung ohne die Gefahr einer medikamentösen Intoxikation zu erreichen – mit Unterstützung und Überwachung des Spezialisten für das betreffende Fachgebiet.

Die Erscheinungen

● Aggressivität

Man definiert mit diesem Begriff eine psychische Neigung, die sich in feindseligem Verhalten gegen einen anderen auswirkt.

Zwei Mittel, jeweils nach den vorliegenden Symptomen ausgewählt, sind in der Lage, dem Kind eine gewisse seelische Beruhigung zurückzugeben.

Hepar sulfuris C5 (Glob.)

Symptome: Erregung bei der geringsten Ursache bei einem für gewöhnlich schlechtgelaunten und trotzigen Kind. Neigung zu Bosheit und zum Feuerlegen.

Dosis: 3 Kügelchen 3mal pro Tag außerhalb der Mahlzeiten und zwar im Verlauf von drei Wochen im Monat.

Lycopodium C5 (Glob.)

Symptome: Extreme Neigung zu brutalen Zornausbrüchen und zum Gebrauch verletzender Ausdrücke. Bemerkenswert ist hier der ältliche Ausdruck des Kindes, das morgens beim Erwachen oft einen üblen Geruch an sich hat.

Dosis: 3 Kügelchen 3mal pro Tag außerhalb der Mahlzeiten und zwar 3 Wochen im Monat.

● Angstzustände

Dieses Gefühl der physischen Ängstlichkeit ist charakterisiert durch eine sehr unangenehme Beklemmung, die manchmal sogar schmerzhaft sein kann. Nach den bei dem Kind festgestellten Symptomen hat man die Wahl zwischen zwei Mitteln.

Arsenicum album C5 (Glob.)

Symptome: Der Angstzustand ist in diesem Fall von einer extremen Unruhe begleitet. Das Kind hat Angst, allein zu bleiben und ist dauernd unruhig. Nachts erwacht es zwischen ein und drei Uhr mit einem unerträglichen Angstgefühl.

Dosis: 3 Kügelchen 3mal pro Tag außerhalb der Mahlzeiten einnehmen im Verlauf von drei Wochen im Monat.

Aurum metallicum C5 (Glob.)

Symptome: Das Angstgefühl ist in diesem Fall mit einem melancholischen Zustand verbunden, der bis zum Lebensüberdruß gehen kann, mit Selbstmordgedanken trotz der Angst vor dem Tod.

Dosis: Man nehme 3 Kügelchen 3mal pro Tag und zwar drei Wochen im Monat.

• Mangel an Aufmerksamkeit

Oft hat der Schüler gewisse Schwierigkeiten, seinen Geist auf seine Arbeit zu konzentrieren, und seine Schulzeugnisse lassen dadurch zu wünschen übrig.

Ein Konstitutionsmittel wird ihm helfen, mit dieser Störung fertig zu werden.

Calcium carbonicum C5 (Glob.)

Symptome: Das Kind ist apathisch, langsam im Begreifen, langsam im Ausführen, und die geistige Arbeit ermüdet es. Zu bemerken ist die plötzliche Neigung, davonzulaufen oder aus dem Fenster zu springen.

Dosis: 3 Kügelchen 3mal pro Tag außerhalb der Mahlzeiten während drei Wochen im Monat.

● Legasthenie – Leseschwierigkeiten

Diese Schulstörung tritt heute in einem Verhältnis von 1 : 10 auf und äußert sich in der Schwierigkeit, lesen zu lernen. Dies wird durch die Unmöglichkeit bedingt, Schreibsymbole zu erkennen, zu begreifen und zu reproduzieren. Das Kind verwechselt z.B. das P mit dem B, das D mit dem B. Es kann die Buchstaben umdrehen oder durcheinanderbringen, ebenso die Silben und Worte. Oder es kann sich in der geordneten Reihenfolge der Buchstaben täuschen.

Unabhängig von einer therapeutischen Umerziehung durch einen Fachmann hat ein homöopathisches Mittel die günstige Wirkung, den psychischen Status wieder zu normalisieren.

Lycopodium C5 (Glob.)

Symptome: Schwierigkeiten, das richtige Wort finden, um sich auszudrücken. Das Kind verwechselt Worte und Silben, und beim Schreiben vergißt es Buchstaben und Worte.

Dosis: 3 Kügelchen 3mal pro Tag außerhalb der Mahlzeiten, drei Wochen im Monat.

● Schulmüdigkeit

Unabhängig von anderen Ursachen der Müdigkeit, von denen in diesem Werk schon die Rede war, kann der Schüler im Laufe des Schuljahres durch geistige Überforderung eine bestimmte Müdigkeit aufweisen, die man mit Hilfe eines homöopathischen Mittels für diesen speziellen Fall überwinden kann.

Calcium phosphoricum C5 (Glob.)

Symptome: Schwierigkeit, eine geistige Arbeit zu Ende zu führen, durch Kopfschmerzen verursacht. Diese können auch von Durchfall begleitet sein.

Dosis: 3 Kügelchen 3mal pro Tag außerhalb der Mahlzeiten.

● Unentschlossenheit

Das Gefühl der Unsicherheit, der Eindruck des Zögerns vor einer Entscheidung sind bei dem Schüler auf die Schwierigkeit zurückzuführen, die Probleme zu lösen, die ihm in der Schule entstehen, Lektionen zu lernen und seine Aufgaben zu machen. In diesem Fall, der seine Schulbildung behindern kann, ist ein Mittel anzuraten.

Calcium fluoricum C4 (Glob.)

Symptome: Man hat hier ein Kind vor sich, das keine Entscheidung im Laufe des täglichen Lebens treffen kann. Es lebt daher dauernd im Zustand der Ängstlichkeit und der Niedergeschlagenheit.

Dosis: Man gebe 3 Kügelchen 3mal pro Tag außerhalb der Mahlzeiten und zwar 3 Wochen im Monat.

● Reizbarkeit

Ein für gewöhnlich sehr sensibles Kind antwortet manchmal auf erregende Schockerlebnisse im Schulleben mit einem Verhalten, das ohne wirklich aggressiv zu sein (man sehe unter dieser Überschrift nach), mit gewalttätigen Reaktionen verbunden sein kann. Die Folgen davon sind oft unangenehm für den normalen Schulverlauf.

In diesem Fall hat man die Wahl zwischen 2 homöopathischen Mitteln, die dem Kind nach den festgestellten Symptomen ausgewählt, eine größere innere Ruhe geben können.

Argentum nitricum C4 (Glob.)

Symptome: Dieses Mittel paßt besonders zu einem jungen Menschen, der gewöhnlich erregt, ängstlich und hastig ist, dem die Zeit zu langsam vergeht und der gerne schnell fertig sein will, schon bevor er angefangen hat, etwas zu unternehmen.

Dosis: Man gebe 3 Kügelchen 3mal pro Tag außerhalb der Mahlzeiten und zwar 3 Wochen im Monat.

Chamomilla C 4 (Glob.)

Symptome: Extreme Reizbarkeit mit Ungeduld. Das Kind verträgt Widerspruch schlecht und gerät wegen einer Kleinigkeit in Zorn. Gleichzeitig ist im körperlichen Bereich eine Intoleranz gegenüber Schmerzen zu bemerken, die in gar keinem Verhältnis zu deren Ursache steht.

Dosis: Man nehme 3 Kügelchen 3mal pro Tag außerhalb der Mahlzeiten und zwar drei Wochen im Laufe eines Monats.

• Gedächtnismangel

Die Schwierigkeit zu behalten, was ihm gelehrt worden ist, stellt einen echten Nachteil für den jungen Schüler dar. Es gibt viele Ursachen für dieses psychische Versagen, die meist durch Zuziehung eines Psychologen geklärt werden müssen.

Ein Mittel kann immer als Hilfe bei der Wiederherstellung dieser wichtigen Gehirnfunktion empfohlen werden.

Acidum phosphoricum D 3 (flüssig)

Symptome: Gedächtnisverlust bei dem Schüler, der durch die Schularbeit überlastet ist, verbunden mit der Unfähigkeit, Gedanken zu verbinden und die richtigen Worte zu finden, um sich auszudrücken.

Dosis: 10–15 Tropfen in etwas Wasser vor den zwei Hauptmahlzeiten einnehmen.

• Zurückbleiben in der Schule

Bestimmte Faktoren körperlicher wie seelischer Natur können bei dem jungen Schüler ein gewisses Zurückbleiben in dem normalen Fortschritt der Schulleistungen begünstigen, z.B. konstitutionelle Schwäche, Folgen schwerer oder lang hingezogener Krankheiten, die Unfähigkeit, den oft unverdaulichen oder überreichlich gebotenen Unterrichtsstoff sich anzueignen, ferner moralische oder familiäre Konflikte usw.

Bei der einen oder anderen der hier skizzierten Ursachen wird man jeweils nach den festgestellten Symptomen sich für das eine oder andere der beiden folgenden Mittel entscheiden.

Calcium carbonicum C5 (Glob.)

Symptome: Das Zurückbleiben in der Schule hat seine Ursache auf psychischem Gebiet, auf der Grundlage der Ängstlichkeit. Die Folge ist eine gewisse Langsamkeit im Begreifen und Ausführen, die geistige Arbeit ermüdet den jungen Schüler, und deshalb drückt er sich vor der Aufgabe, die er zu machen hat.

Dosis: Man nehme 3 Kügelchen 3mal pro Tag außerhalb der Mahlzeiten und zwar drei Wochen lang im Monat.

Graphites C5 (Glob.)

Symptome: Dieses Mittel paßt zu einem dicken, leicht frierenden, für gewöhnlich apathischen Kind. Selbst die geringste Anstrengung schreckt es ab, und es kann seine Gedanken auf keinen Gegenstand konzentrieren. Es ist dabei sehr empfindlich und weint ohne Grund.

Dosis: Man nehme 3 Kügelchen 3mal pro Tag außerhalb der Mahlzeiten und zwar im Verlauf von drei Wochen im Monat.

• Furchtsamkeit (Lampenfieber)

Die oft panische Angst, die der Schüler beim Aufsagen oder der Demonstration an der Schultafel vor seinen Kameraden, besonders aber vor den Prüfern bei einem Examen hat, kann glücklicherweise mit einem homöopathischen Mittel gezielt und in diesem speziellen Fall mit großem Erfolg bekämpft werden.

Gelsemium C5 (Glob.)

Symptome: Krankhafte Furcht vor einem Auditorium oder selbst vor einer dritten Person zu sprechen. Dieses Gefühl der Erregung kann mit unkontrolliertem Zittern und Durchfall verbunden sein.

Dosis: Man nehme 5 Kügelchen 2- oder 3mal pro Tag außerhalb der Mahlzeiten.

5. Die Mittel für die Kinder

Einführung

Im letzten Teil dieses Buches wollen wir, damit die Methode der homöopathischen Verordnung besser zu verstehen ist, die hauptsächlichen Symptome eines jeden Mittels herausheben. Wir sind schon im vorausgehenden Teil auf sie eingegangen und können nun die besonderen Symptome der beschriebenen und beobachteten Erscheinungen in diesem rein klinischen Teil vervollständigen. Er wird sich nur mit dem ausgewählten Medikament befassen, dessen Zeichen am Kind beobachtet und bestätigt wurden.

Noch einmal sei darauf hingewiesen, daß diese Mittel nach dem üblichen homöopathischen Prinzip ausgewählt werden sollten, d. h. entsprechend dem vorliegenden Bild und den Modalitäten des festgestellten klinischen Status. Sie erlauben uns sehr leicht, sie mit denen zu vergleichen, die bei dem kleinen Patienten festgestellt wurden, wenn eine Krankheitserscheinung zu behandeln ist.

Sie sollten also das Kind gut beobachten und sorgfältig die Zeichen zur Kenntnis nehmen, über die es klagt oder die es empfindet.

Sie orientieren sich dann über die im klinischen Teil angezeigten Mittel, im Abschnitt über die betreffende Krankheit, und vergleichen die bei dem kleinen Kranken beobachteten Symptome mit denen, die durch das Mittel gegeben sind, das dann nach Ihren sorgfältigen Feststellungen und Beobachtungen Ihnen als das am besten geeignete erscheint.

Dies ist das Geheimnis (soweit man da von einem Geheimnis sprechen kann) der homöopathischen Verordnung. Sie beruht, wie schon oft in den vorausgehenden Seiten ausgesprochen, auf der Beobachtung und dem möglichst exakten Vergleich zwischen den Zeichen der zu behandelnden Krankheit und dem heilenden Mittel.

Materia medica

Acid. nitricum (Salpetersäure)

Symptome: Große Warzen, gestielt auf dem Handrücken. Sie bluten beim Waschen.
Anzeigen: Warzen.

Acid. phosphorium (Phosphorsäure)

Symptome: Gedächnisschwäche bei dem durch die Schularbeit überlasteten Schüler; Unfähigkeit, zwei Gedanken zusammen-zubringen.
Anzeige: Gedächtnisverlust.

Aconit (Sturmhut)

Symptome: Scharfer, unerträglicher Schmerz, besonders nachts im Ohr nach einer trockenen Kälteeinwirkung; Fieber mit Schüttelfrost und Erregung; erhöhtes Fieber nach trockener Kälteeinwirkung; Durst auf große Mengen kalten Wassers; trockene, brennende Haut; Ausbruch eines roten Ausschlags.
Anzeigen: Akute Mittelohrentzündung – Fieber – Masern.

Aethusa sinapium (kleiner Schierling)

Symptome: Unverträglichkeit von Milch, die in großen Klum-pen erbrochen wird; wässerige, grünliche Stühle mit voraus-gehenden Koliken und gefolgt von Schwächezuständen mit Schläfrigkeit.
Anzeigen: Durchfall – Erbrechen (besonders Säuglinge).

Agaricus muscarius (Fliegenpilz)

Symptome: Juckreiz und Brennen im Bereich der Gliedmaßen, die rot und geschwollen sind.
Anzeigen: Frostbeulen.

Aletris farinosa (Sternwurzel)

Symptome: Schweregefühl im Unterbauch mit Schmerzen bei unangemessener Arbeit.
Anzeigen: Neigung zum Abort (Abgang).

Alfalfa (Luzerne)

Symptome: Schwere des Kopfes, besonders in der Hinterhauptsregion; schlechter Appetit und starker Durst; Verlangen nach Süßigkeiten; schlechter Schlaf.
Anzeigen: Ermüdungserscheinungen.

Allium cepa (Zwiebel)

Symptome: Häufiges Niesen mit reichlichem, wässrigem Nasenfluß, der den Naseneingang und die Oberlippe reizt. Nasenfluß besser in der Kühle.
Anzeigen: Schnupfen.

Alumina (Aluminiumton)

Symptome: Harter Stuhlgang mit Entleerungsschmerz; gewohnheitsmäßige Verstopfung ohne Stuhldrang.
Anzeige: Verstopfung.

Apis mellifica (Honigbiene)

Symptome: Geschwollene Haut ohne Blasenbildung; lokale oder generalisierte Ödeme mit Eiweißbefund im Urin; stechende und brennende Schmerzen; Fehlen von Durst; Verlangen nach kalter Milch.
Anzeigen: Eiweiß im Urin – Verbrennungen – Insektenstiche.

Antimonium crudum (Schwarzer Antimonschwefel)

Symptome: Nässende Hautblasen mit örtlichem Brennen und Jucken; Bildung von festen, harten Krusten, die honigfarben sind.
Anzeigen: Impetigo (Rufen) – Milchschorf.

Antimonium tartaricum (emeticum)

Symptome: Feuchter Husten; Spasmen mit reichlichem Rasseln; dabei kein Auswurf; geräuschvolle, erschwerte Atmung; Nasenflügel-Atmen mit erweiterten Nasenlöchern.
Anzeigen: Akute Bronchitis – Husten.

Argentum nitricum (Silbernitrat)

Symptome: Erregungszustand. Will fertig sein, ehe es angefangen hat; brennendes Aufstoßen nach dem Essen; Verlangen nach Süßigkeiten.
Anzeigen: Erregbarkeit – Aufstoßen (Schluckauf).

Arnica montana (Bergwohlverleih)

Symptome: Hautblutungen als Folge von Verletzungen; Schmerzen am ganzen Körper, als wenn man geschlagen worden wäre; nachts erscheint das Bett hart. Gefühl als ob der Fetus quer liegen würde.
Anzeigen: Hautblutungen – Kindsbewegungen – Verletzungsfolgen.

Arsenicum album (Arsenanhydrit)

Symptome: Erregung mit extremem Angstzustand; Angst vor dem Alleinsein; Erwachen mit Angstgefühl zwischen 1 und 3 Uhr morgens; wässeriger, brennender, hautreizender Nasenfluß. Die Niesanfälle bringen keinerlei Erleichterung; Durchfall durch wässerige Früchte oder verdorbene Nahrungsmittel; brennende, faulige Stühle mit Erbrechen; rote, brennende, schuppige Haut.
Anzeigen: Schnupfen – Durchfall – roter Gesäßausschlag – Angstzustände.

Aurum (Gold)

Symptome: Angstzustände mit Melancholie und Lebensüberdruß; Neigung zum Selbstmord, gleichzeitig Angst vor dem Tod.
Anzeige: Angstzustände.

Avena sativa (Haferstroh)

Symptome: Nervöse Erschöpfung mit Schlaflosigkeit; Tonusmangel; Appetitverlust nach einer schweren oder sich lang hinziehenden Krankheit.
Anzeigen: Entkalkungserscheinungen – Appetitmangel.

Barium carbonicum (Bariumcarbonat)

Symptome: Seelische und körperliche Verlangsamung; chronische Mandelschwellung; Neigung zu Mandelentzündungen; Unterkieferlymphdrüsen sind vergrößert und schmerzhaft.
Anzeigen: Drüsenschwellung – Nägelbeißen.

Belladonna (Tollkirsche)

Symptome: Roter, belegter Rachen mit Schluckschmerzen, die nach dem Ohr ausstrahlen. Schmerzhafte Schwellung der Ohrspeicheldrüsen; erhöhte Temperatur; brennende und feuchte Haut mit roten Flecken; Durstlosigkeit; Neigung zu Verwirrungszuständen.
Anzeigen: Akute Angina – Fieber – Mittelohrentzündung – Schälblasen.

Bellis perennis (Gänseblümchen)

Symptome: Blutungen in der Haut, die bei Berührung schmerzen; Ermattung nach einem Stoß oder Fall.
Anzeige: Quetschungen.

Berberis (Berberitze)

Symptome: Bläschenartige Hautausschläge mit starkem Jucken und Brennen, verschlimmert durch Kratzen und gebessert durch kalte Anwendungen.
Anzeige: Kindliches Ekzem.

Borax (Boraxsalz)

Symptome: Psychische Überempfindlichkeit mit Angstzuständen und Unverträglichkeit des geringsten Geräusches; brennende Blasen auf der Zunge und der inneren Wangenseite; Ablehnung der Brust durch den Säugling, der schreit, sobald er saugen will.
Anzeigen: Soor – Ungeduld – krampfhafte Unruhe.

Bryonia alba (weiße Zaunrübe)

Symptome: Trockener Husten; Mißlaunigkeit; Verschlimmerung durch die geringste Bewegung und begleitet von stechenden Brustschmerzen. Besser durch Gegendruck oder Draufliegen.
Anzeigen: Akute Bronchitis – Husten.

Caladium (Schweigrohr)

Symptome: Depression und Ermüdung durch Tabakmißbrauch; Gedächtnisverlust; Übererregung durch das geringste Geräusch.
Anzeige: Antidot gegen Tabak.

Calcium carbonicum (Austernkalk)

Symptome: Verlangsamte Lern- und Gehfähigkeit; Mangel an Aufmerksamkeit; Ermüdung durch geistige Arbeit; Zurückbleiben in der Schule; vergrößerter Kopfumfang; dicker Bauch; nächtliche Schweiße von scharfem Geruch, durch die auch die Ohren feucht sind; Mandelschwellung; weiße und kreidige Haut.
Anzeigen: Wachstumsstörungen – Zurückbleiben in der Schule.

Calcium fluoricum

Symptome: Unfähigkeit, eine Entscheidung zu treffen, selbst bei den nebensächlichsten Dingen; Angstzustand mit Depression.
Anzeige: Unentschiedenheit (Unsicherheit).

Calcium phosphoricum

Symptome: Schwierigkeit bei geistiger Arbeit; Neigung zu Kopfschmerzen; umherziehende Knochenschmerzen; Druck mit Steifheit im Hals und in den Muskeln, verschlimmert durch kaltes und feuchtes Wetter; Schmerzen beim Treppensteigen.
Anzeigen: Wachstumsschmerzen – Schulmüdigkeit.

Calcium compositum (zusammengesetzte Kalksalze)

Anzeige: Entkalkungserscheinungen.

Calendula (Gartenringelblume)

Symptome: Äußerliche Wunden mit oder ohne Substanzverlust; Gegenmittel bei Bienen- oder Wespenstichen.
Anzeigen: Verbrennungen – Quetschungen – Wunden – Insektenstiche.

Cantharis (Cantharidin vom Canthariskäfer)

Symptome: Brennende und juckende Hautblasen, die durch kühle Anwendungen gelindert werden.
Anzeige: Verbrennungen.

Chamomilla (Kamille)

Symptome: Krankhafte Empfindlichkeit und ständige Unzufriedenheit; Erregung und Ungeduld; Unmöglichkeit, Widerspruch zu ertragen; Zorn wegen einer Kleinigkeit; nächtliche Zahnschmerzen, die durch kühle Getränke gebessert werden. Eine Wange rot und heiß, die andere kalt und blaß; Weinen und Schreien im Schlaf; große offenstehende Augen in der Nacht. Beruhigung durch Umhertragen.
Anzeigen: Schmerzhaftes Zahnen – Erregbarkeit – Neigung zu launenhaftem Verhalten – Alpdrücken.

China (Chinin)

Symptome: Spastische Zusammenziehungen der Körpermuskeln; Nackensteifheit; Zuckungen.
Anzeige: Blutungen.

Cicuta virosa (Wasserschierling)

Symptome: Spastische Zusammenziehungen der Körpermuskeln; Nackensteifheit; Zuckungen.
Anzeige: Zuckungen.

Cina (Wurmsamen)

Symptome: Reizbarkeit; launische Stimmung; blaue Ringe um die Augen und den Mund; Nasenjucken; unstillbarer Hunger; Auffahren und Zähneknirschen im Schlaf.
Anzeigen: Schlaflosigkeit – Darmparasiten.

Cocculus (Kockelskörner)

Symptome: Übelkeit mit Schwindel und Aufstoßen; Gefühl einer Leere im Magen; Widerwillen gegen Speisengeruch.
Anzeige: Übelkeit – Schwindel.

Coccus cacti (Cochenillelaus)

Symptome: Keuchhustenanfälle besonders nachts, die mit einem Auswurf von zähem Schleim enden.
Anzeige: Keuchhusten.

Coffea (Kaffee)

Symptome: Plötzliches Erwachen mitten in der Nacht; kann nicht mehr einschlafen und verlangt zu spielen.
Anzeige: Schlaflosigkeit.

Colocynthis (Koloquinte)

Symptome: Krampfartige Bauchschmerzen, anfallsweise und mit dem Zwang, sich zusammenzukrümmen; durchfällige Stühle nach Essen oder Trinken.
Anzeige: Darmkoliken.

Drosera (Sonnentau)

Symptome: Trockener, herzzerreißender, bellender Husten. Die Anfälle folgen einander so schnell, daß der Kranke nur mit Mühe atmen kann; Vergrößerung der Hals- oder Leistendrüsen; Gelenkschmerzen.
Anzeigen: Keuchhusten – Drüsenvergrößerung.

Dulcamara (Bittersüß)

Symptome: Durchfall bei feuchtem Wetter, wie es im Sommer oder Herbst häufig vorkommt; wässerige und gelbliche Stühle, deren Entleerung Bauchschmerzen vorangehen.
Anzeige: Saisonbedingter Durchfall.

Eupatorium perfolantum (Wasserhanf)

Symptome: Allgemeines Gefühl des Zerbrochen- und Zerschlagenseins in Knochen und Muskeln; Schmerzen in den Augäpfeln; morgens erhöhte Temperatur, von Frösteln begleitet.
Anzeige: Grippe.

Euphrasia (Augentrost)

Symptome: Entzündete, brennende und morgens verklebte Augenlider; reizender Tränenfluß; Lichtscheu; wässeriger Nasenfluß.
Anzeigen: Lidrandentzündung – Masern.

Ferrum phosphoricum (Eisenphosphat)

Symptome: Schmerzanfälle mit Klopfen im befallenen Ohr, erleichtert durch kalte Umschläge; trockener, krampfhafter, schmerzhafter Husten; mitunter blutiger Auswurf; erhöhte Temperatur mit schnellem und weichem Puls.
Anzeigen: Akute Bronchitis – Akute Mittelohrentzündung.

Gelsemium (Jasmin)

Symptome: Krankhafte Angst davor, öffentlich zu sprechen; Neigung zu Zittern und Durchfall durch Erregung; Schwere im Kopf; Schweregefühl in den Augenlidern; durch Blutandrang hochgerötetes Gesicht; Schweregefühl in der Lendengegend; Fieber mit extremer Schwäche, begleitet von Frösteln und Zittern.

Anzeigen: Grippe – Angstzustände (Lampenfieber).

Graphites (Graphit)

Symptome: Allgemeine Apathie bei einem dicken und fröstelnden Kind, müde durch die geringste Anstrengung; Unmöglichkeit, seine Gedanken zu konzentrieren; weint wegen nichts.

Anzeige: Zurückbleiben in der Schule.

Helonias dioica

Symptome: Schwäche und Schwere im Unterbauch bei der schwangeren Frau, die »ihre Gebärmutter fühlt«.

Anzeige: Eiweiß im Urin in der Schwangerschaft.

Hepar sulfuris (Schwefelleber)

Symptome: Aufregung bei der geringsten Ursache; Neigung zu Bösartigkeit; ungesunde Haut; Neigung zur Eiterung bei der geringsten Wunde; Eiterung mit dem Geruch von altem Käse.

Anzeigen: Aggressivität – Gegenmittel gegen Antibiotika – Furunkulose.

Hydrastis (Kanadische Gelbwurz)

Symptome: Auswurf von festem, gelblichen Schleim; katarrhalischer Zustand mit Schwäche und Abmagerung; Jucken der Schamlippen.
Anzeigen: Vererbte Anlageschwäche – Scheidenentzündung der kleinen Mädchen.

Ignatia (Ignatiusbohne)

Symptome: Migräne durch Tabakmißbrauch mit dem Gefühl, »man habe einen Nagel in die Schläfe eingeschlagen bekommen«; Abneigung gegen Tabak; leichter Schlaf; Schlafmangel durch Ärger und Sorgen; Zuckungen während des Schlafes.
Anzeigen: Gegenmittel gegen Tabak – Schlaflosigkeit.

Ipecacuanha (Brechwurzel)

Symptome: Schleimiges und zähes Erbrechen nach vorausgehender Übelkeit; Erbrechen bringt keine Erleichterung; intensiver Speichelfluß bei reiner Zunge.
Anzeige: Schwangerschaftserbrechen.

Kalium bichromicum

Symptome: Herzzerreißender und harter Husten von einem Punkt am Eingang des Kehlkopfes ausgehend; heisere Stimme; gelblicher, schleimiger Auswurf; Schmerz hinter dem Brustbein, der zu den Schultern ausstrahlt.
Anzeige: Husten.

Kalium bromatum

Symptome: Nächtliche Angstzustände mit Schreien und Wimmern; plötzliches Erwachen mit Angst.
Anzeige: Nächtliche Angstzustände.

Lycopodium (Bärlappsamen)

Symptome: Extreme Reizbarkeit; heftige Zornausbrüche, Schwierigkeit, das richtige Wort zu finden; wirft Wörter und Silben durcheinander. Das Kind sieht ältlich aus; unbändiger Hunger, ist aber nach den ersten Bissen satt; Völlegefühl im Magen und Bauch.
Anzeigen: Aggressivität – Legasthenie – Appetitmangel (Leberstörung).

Melilotus (Steinklee)

Symptome: Nasenbluten, dem Rötung des Gesichts und ein Blutandrang zum Kopf vorausgehen; Klopfen der Halsadern.
Anzeige: Nasenbluten.

Mercurius cyanatus (Cyanquecksilber)

Symptome: Dicker, grauer Belag auf den Mundschleimhäuten; weiße Zunge mit stinkendem Geruch.
Anzeigen: Diphtherie – Soor.

Mercurius solubilis

Symptome: Belegte, gelbliche Zunge mit Zahneindrücken; Angina mit der Neigung zur Eiterung; starke Speichelabsonderung und stinkender Mundgeruch; starke nächtliche Schweiße; schmerzhafte Schwellung der Ohrspeicheldrüsen. *Anzeigen:* Eitrige Mandelentzündung – Ziegenpeter.

Mezereum (Seidelbast)

Symptome: Hautgeschwüre mit eitriger Sekretion, bedeckt mit gelben Krusten und von brennenden und juckenden Bläschen umgeben.
Anzeige: Impetigo (Hauteiterung).

Millefolium (Schafgarbe)

Symptome: Hellrotes Nasenbluten, spontan, wie auch durch einen Stoß oder Schlag ins Gesicht.
Anzeige: Nasenbluten.

Myristica sebifera

Symptome: Bildung einer umschriebenen eitrigen Entzündung; beschleunigt die Eröffnung der Eitertasche.
Anzeige: Abszeß – Furunkel.

Natrium muriaticum (Kochsalz)

Symptome: Abmagerung und verlangsamte Entwicklung; Neigung zu Depression; sucht sich in die Einsamkeit zurückzuziehen; Neigung zu schlechter Laune; Kopfschmerzen gekennzeichnet durch heftiges Klopfen wie von Hammerschlägen.
Anzeige: Entwicklungsstörungen.

Nux vomica (Brechnuß)

Symptome: Magendrücken mit Blähungen nach dem Essen; gespannter, geblähter, schmerzhafter Bauch. Das Erbrechen der Nahrung fällt oft sehr schwer.
Anzeige: Magenverstimmung.

Pertussinum (Keuchhustenvakzine)

Anzeige: Keuchhusten.

Petroleum

Symptome: Nässende Hautausschläge; juckende und brennende Blasen lassen ein klares Sekret austreten, das dann gelbliche Krusten bildet.
Anzeige: Kindliches Ekzem.

Plantago (Wegerich)

Symptome: Unmöglichkeit, den Urin während der Nacht zurückzuhalten.
Anzeige: Bettnässen.

Pulsatilla (Kuhschelle)

Symptome: Dicke, eitrige, reizlose Sekretionen; rechtes Nasenloch verstopft; Geruchsverlust.
Anzeige: Adenoide Vegetationen (Rachenmandelwucherung).

Quercus glandium Spiritus (Eichelspiritus)

Symptome: Blutandrang im Kopf mit Hitzewallungen; Neigung zu Schwindel.
Anzeige: Alkoholmißbrauch.

Rhododendron (Alpenrose)

Symptome: Überempfindlichkeit bei Anstieg der elektrischen Spannung in der Atmosphäre; Angst vor Donner.
Anzeige: Gewitterangst.

Rhus toxicodendron (Giftsumach)

Symptome: Rote, geschwollene Haut; Auftreten von brennenden Blasen, durch Wärme beruhigt; Ausbruch juckender Bläschen.
Anzeigen: Verbrennungen – Windpocken.

Sabina (Sadebaum)

Symptome: Neigung zu Gebärmutterblutung mit hellrotem Blut, vermischt mit Blutgerinnsel bei der geringsten Bewegung; heftige Leibschmerzen vom Schambein bis zum Kreuzbein.
Anzeige: Drohender Abort (Fehlgeburt).

Sambucus niger (Flieder)

Symptome: Plötzliches nächtliches Erwachen mit Erstickungszuständen; Blauverfärbung von Gesicht und Gliedmaßen; Unmöglichkeit, den Kopf in tiefer Lage zu belassen.
Anzeige: Kindliches Asthma.

Senna (Sennesblätter)

Symptome: Aromatischer Atemgeruch; Übelkeit und Erbrechen mit gelblichem Durchfall.
Anzeige: Acetonämie.

Silicea (Kieselsäure)

Symptome: Rachitis; Abmagerung; langsames Laufenlernen;
Reizbarkeit; Schlafwandeln; unruhiger Schlaf; Mandelschwellung, besonders auf der linken Seite mit einem Gefühl, als
würde eine Nadel in dieses Organ gesteckt; Schmerz beim
Schlucken; Vergrößerung der Lymphdrüsen als Folge wiederholter Impfungen, die schlecht vertragen wurden, in Form
einer asthmatischen Krise.
Anzeigen: Mandelentzündung – adenoide Wucherungen – Zahn-
eiterung – Schlafwandeln – verzögerter Schluß der Fontanellen
(Scheitelnaht) – Gegenmittel bei Impfschäden.

Staphisagria (Läusepfeffer)

Symptome: Entzündung des inneren Lidwinkels, der juckt und
Sitz eines kleinen Abszesses ist.
Anzeige: Gerstenkorn.

Stramonium (Stechapfel)

Symptome: Spastisches Zusammenziehen der Speiseröhre,
wodurch der Schluckakt behindert wird.
Anzeige: Schluckauf.

Sulfur jodatum (Schwefeljod)

Symptome: Selbstvergiftung bei Frauen mit tuberkulöser Veranlagung; chronische Mandelentzündung; Halsdrüsenschwellung; Hautjucken; Neigung zu Herpes
Anzeige: Angeborene Drüsenschwellung.

Taraxacum (Löwenzahn)

Symptome: Sogenannte Landkartenzunge; Völlegefühl im Bauch; chronische Verstopfung des kleinen Leberpatienten.
Anzeige: Verstopfung.

Thuja (Lebensbaum)

Symptome: Warzenbildung von mittlerer Größe, brennend und feucht, leicht blutend; rissige und brüchige Nägel; üble Impffolgen.
Anzeigen: Warzen – Gegenmittel gegen Impffolgen.

Urtica urens (Brennessel)

Symptome: Oberflächliches Brennen mit Hautjucken.
Anzeige: Verbrennungen.

Sachverzeichnis

Arzneimittelverzeichnis

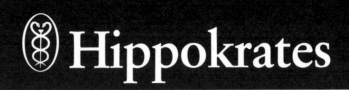

Hippokrates

Homöopathie von A bis Z für die Familie

Von E.A. Maury
Aus dem Französischen übersetzt. 1982, 140 Seiten,
kartoniert DM 19,80 (ISBN 3-7773-0593-6)

In diesem Buch geht es nicht darum, dem Arzt Konkurrenz zu machen oder gar
zu fahrlässiger Selbstmedikation zu ermuntern, sondern all die Beschwerden im
Vorfeld der eigentlichen Krankheit zu bekämpfen. Dieses Buch wendet sich an
alle, die sich um die Erhaltung ihrer Gesundheit bemühen.

Homöopathisches Laienbrevier

Von Dr. E. Rehm
1981, 5. Auflage, 88 Seiten, kartoniert DM 16,80 (ISBN 3-7899-0031-1)

Dieser kleine Leitfaden der homöopathischen Behandlung ist in der Hand des
medizinisch interessierten Laien durchaus geeignet, Verständnis für die in ihm
sich abspielenden Krankheitsvorgänge zu erwecken und auch die Behandlung
im Sinne einer Ersten Hilfe richtig einzuleiten. Das Büchlein ist eine gute Brücke
zwischen Arzt und Patient, da es zum Arzt hinführt und das verständnisvolle Eingehen auf seine Maßnahmen erleichtert.

Homöopathie

Ein individueller, schonender Weg zur Heilung
Von Markus Wiesenauer
1983, 2. Auflage, 84 Seiten, 9 farbige Abbildungen,
kartoniert DM 22,80 (ISBN 3-7773-0627-4)

Viele Patienten wechseln über zu einer auf natürliche Weise heilenden Thera-
pie, zu den Methoden der Naturheilkunde. Dazu gehören die Anwendung von
Luft, Sonne, Massagen, Kneippkuren und als Arzneitherapie die Homöopathie.
Die homöopathische Behandlung wendet sich an den Menschen in seiner
Ganzheit. Nicht die einzelne kranke Zelle wird behandelt, sondern der kranke
Mensch, dessen Persönlichkeit und Eigenheiten werden mitberücksichtigt. Wer
die Homöopathie anwenden kann, eröffnet sich große therapeutische Möglichkeiten, wird aber ihre naturgemäßen Grenzen nicht übersehen. Entsprechend
dem Wirkungsprinzip lassen sich akute und chronische Erkrankungen mit
homöopathischen Mitteln behandeln. Ein weiteres Aufgabengebiet hat die
Homöopathie bei der Vorbeugung und Nachbehandlung von Krankheiten.